子宫卵巢

女人一切美好的开始

姜秀新／主编

江西科学技术出版社

美，女人终其一生为此锲而不舍。没有女人不关注如何让自己变更美的话题。因此，女性朋友们不惜花重金去购买昂贵的化妆品、保健药品、减肥药等等。这些都是舍本逐末的做法。要知道，真正的美经得起时间的考验，真正的女性美源于一个健康而又生机盎然的身体。化妆品等只是起到辅助作用，而赋予女人一生美好的源头就是健康活力的子宫和卵巢。

子宫和卵巢状态良好，则精血足，面容红里透白，肌肤紧致，如同熟透的苹果一样动人。反之，则精血亏损，面容干涩枯萎，肌肤松弛，暗黄无光。所以，我们想让自己变得更美，就应该从最根本的做起——呵护子宫和卵巢。

本书结合各个年龄段的女人——从青春期到准妈妈，从生产后到更年期——针对女人各个阶段容易出现和比较关心的子宫卵巢问题详细介绍了子宫和卵巢的保养大法。向各个年龄段的女性朋友们介绍如何通过保养好子宫和卵巢，让你变瘦变美变年轻。但是，女人不仅要美，更要健康，远离各种妇科孕产问题，才能幸福得长长久久。

因此，本书还对广大女性朋友们关心但是却往往难以启齿的妇科或孕产问题进行了详细表述。全面贴心地解读流产、不孕或停孕问题；给你介绍详尽易做的流产后复原大法；带你科学坐月子；告诉你阴道炎到底是怎么回事；教你从用药、运动和食疗等方面进行全身心的调养；还有预防子宫肌瘤、卵巢囊肿、卵巢早衰的暖心建议供你参考……

不管你是年轻美女、准妈妈、产后辣妈还是更年期妇女，知道了各个时期如何保养子宫和卵巢，相信你定能让自己变得更有魅力、更自信，散发出由内而外的自然美。也相信岁月静好中，要绽放属于你的精彩，你一定离不开这本书的陪伴。

上篇：女人·子宫

第三章　这次彻底了解你的身体

第四章　青春的情动：小女生的子宫保养法

第五章　关于流产，你不知道的那些事

第六章　写给准妈妈的必备常识

第九章　女人的秘密花园保养术

第十章　百万网友最关心的女性小问题

下篇：女人·卵巢

第三章　助你"好孕"的卵巢

第四章　简便小妙方，好好爱自己

第五章　有些病可能跟卵巢有关系

上篇：女人·子宫

第一章

子宫：一切美好的缘起

　　有人说子宫像海洋，承载着生命的缘起。对于每一个女人来讲，子宫不仅是孕育胎儿和产生月经的器官，也是赋予她独特风韵和为人母权利的器官，它伴随女性一生，所以有人说子宫是造物主送给女性的一份礼物，完整了女性的人生，丰富了女性的情感世界，并且让女人得以在历史的长河中拥有永恒的美丽和伟大！

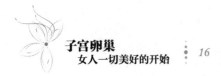
一、女人的第六脏器：子宫

与人们普遍认为人体有五脏六腑不同的是，现代医学认为，女人有"六脏六腑"，第六脏器即子宫。它是女人独有的脏器，也是女性生殖系统的标志性器官。女人如果没有子宫，不但无法生育，还会使得体内的激素水平出现紊乱，加速身体衰老，引起相关疾病。所以女人把它安放在身体最安全的部位，位于骨盆腔中央，在膀胱与直肠之间，这里不仅柔软、温暖，还处于最安全的位置。

作为"第六脏器"的子宫和身体其他器官有着紧密而不可分割的联系，它们的共同协作，关系着女人的身心健康和一生的幸福。

1. 子宫与五脏六腑：共生共荣

子宫与五脏六腑的关系，类似于佛教中提出的生命体之间关系的理想状态——共生共荣。子宫及其附件的状态能反映出五脏六腑的健康状态，同时五脏六腑的健康状况也会对子宫产生影响。

❀ 子宫和肝、胆

《黄帝内经》记载："肝者，将军之官，谋虑出焉。"肝脏被比作一个有胆识谋略的将者，因为它不仅可以消化解毒、调节和储藏血量、维持津液运行，还可以调节人的精神，减缓人的精神压力。胆依附于肝，与人的思考决断有关。只有肝脏疏泄顺畅，胆汁才能顺畅。肝脏的藏血功能是各器官正常运行的前提。如果肝脏藏血功能出现异常，女性就会出现月经不调的现象。

尤其现代越来越多的女性朋友们深受子宫内膜异位或子宫肌瘤等问题的困扰，有时甚至需要做子宫切除手术，这样做十分伤身体。子宫其实是肝脏遗传生化工程的部门，保护肝脏健康以维持子宫和肝脏循环的气化关系才能使子宫发育好。中医治疗以上妇科病时，为了协助子宫恢复原有的生化机能水平，往往从养肝入手。

❀ 子宫和脾、胃

人体的脾和胃是一对配合默契的"黄金搭档"，是人体的"后天之本"。脾是造血和统血的器官。人体从饮食中吸收的营养，要通过脾胃的消化吸收，变成人体所需要精华营养，再输送到全身，人身体才能气血充足，月经才能正常。如果脾胃失和，易影响到气血运行，从而影响月经周期的正常。月经不正常就会使代谢废物堆积在子宫中，继而生病。有一部分体寒的女性，多半就是饮食习惯不好才导致体寒。偏爱吃冷饮凉食的女性，脾胃就易损伤，子宫自然会出问题。

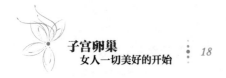
❀ 子宫和心脏、小肠

众所周知，心脏是血液循环的发动机。人体要靠心脏的搏动才能使血液在血脉中循环运行，并运送至全身，使各个器官和四肢得到滋养。另外，小肠也能帮助消化吸收食物的精华。当心脏行血功能发挥充分时，女性面色会红润、有光泽，并且身体活力旺盛。

❀ 子宫和肾、膀胱

中医认为，肾是人体的先天之本和脏腑活动的原动力。肾气与生俱来，伴随人体一生。如果女性子宫出现了问题，很可能是肾气出现了问题，这时候我们就需要补肾气了。如果肾阳气不足，月经来潮期间就会有手脚冰凉、小肚子冷痛的现象。

2. 子宫与乳房：同根相连

女性的生理特点不外乎经、孕、产、乳四大方面，而这四大生理主要关乎子宫与乳房两个器官。子宫的主要生理功能是产生月经及孕育胎儿，而胎儿出生以后，乳房则要发挥其哺乳的功能。子宫与乳房，从身体的部位来看，一个藏在身体深处，另一个是女性的外在象征，它们二者貌似毫不相干，其实它们同发育、共衰老，同根相连。

新生女婴于出生后一周左右，可见乳房略肿大，还有少量液体溢出。而同时，又因为母体的雌性激素刺激，会有人生第一次的假性月经，就在这个时候，乳房与子宫，就已经开始了第一次的"亲密接触"。随着年龄的增长，女性到了青春期，乳房开始发育的同时，子宫也逐渐由幼稚型向成熟型发育。进入青春期，乳房逐渐发育丰满而成为女性的第二性征之一。这时，子宫不仅从形态上发育为成人型，而且子宫内膜开始出现周期性脱落，形成了反应生殖机能发育的标志——月经来潮。当受孕后，子宫因为胎儿的发育需求而逐渐增大，乳房为了哺乳的需要也相应发育增大。分娩结束以后，子宫进入修养期，乳房又代替子宫为婴儿提供成长必需的营养。当女性进入老年期以后，子宫衰老，月经停止，这时候，乳房也开始萎缩变小。

子宫和乳房，它们都是女性非常重要的身体器官，虽然功能不同，却经脉相连，生理上互相协调，病理上互相影响。所以有人形象地比喻，子宫和卵巢是乳房的后花园，不仅如此，子宫和乳房还是同根相连的密友。

二、生命的"奇幻漂流"：孕育生命的小宇宙

子宫在女人身体中有一个至关重要的作用，那就是孕育生命。它是孕育生命的摇篮。

一个幼小的受精卵在形成以后，便在子宫内安了"家"。从此以后

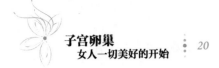

这个温暖的家，给胎儿提供足够营养、供给胎儿氧气，保护胎儿不受外界伤害。

胎儿在子宫内孕育的过程可谓是生命的"奇幻漂流"。子宫是受精卵着床所必需的载体。受精卵着床以后，幼小的生命就在女人的体内开始生长了，自此开始，女人身体内发生着翻天覆地的变化，而这一切变化，都是为了让这个幼小的生命健康成长。

子宫从这个时候开始产生羊水，羊水能保护胎儿免受伤害，并且维持子宫内平稳的温度，使胎儿能在稳定的温度中成长，并且通过羊水的缓冲，还可以防止胎儿受到外界的刺激，对胎儿起到保护作用。同时，

Tips

胎儿的发育：神奇的弹性子宫

子宫，不仅是一个神奇的器官，它还是一个诞生奇迹的地方。它不仅随着女性年的增长会有不同的变化，更重要的是，在孕育胎儿的过程中，它的变化令人惊奇！

成年女性的子宫，在未孕之前，它的直径大约有 6 ~ 8 厘米，重量大约只有 50 ~ 70 克。在我们的身体中它就像一个倒置的梨。然而当女性受孕后，随着受精卵在子宫腔内着床、生长及发育，等到胎儿足月时，它可以扩张到原来的 1000 倍那么大，它的重量也可以达到 5000 克以上。当胎儿出生以后，子宫又会通过自身的收缩，逐渐恢复到原来那样的大小。

我们可以想象一下，仅仅是十个月，子宫从一个小梨大小，扩张到一个西瓜那么大，是多么神奇！

子宫还可以排泄胎儿的代谢产物。

总体来说，女性的子宫为胎儿成熟提供了一切条件和必需品。经过四十周的时间，当胎儿各器官都发育成熟，子宫又通过自身强大的收缩力，下段拉长，宫口开大，将胎儿及附属物分娩出。自此，一个小生命便来到了这个世界，一代一代，人类靠子宫孕育生命，子宫也在这个过程中把自己的作用发挥得淋漓尽致。

三、内因决定外因：你不需要化妆，你需要调理子宫

女人天生就爱美，一生都在不懈地追求美。但是，在不同年龄阶段，女人却面临着不同的"小困扰"：痘痘、色斑、暗沉、粗糙等皮肤问题，"游泳圈"等身材问题，让我们花费了大量的金钱来与岁月抗争。

你有没有这种经历：化妆品买了一堆又一堆，脸上的色斑依然不减；美容院去了一次又一次，皮肤依然松弛粗糙；朋友圈里代理的面膜换了一个又一个牌子，肤色依然暗沉……你在心里暗骂奸商的同时，有没有想过根本的原因出在哪里呢？

女性的美丽是外在美和内在美的结合，子宫是女性美丽的源泉，它

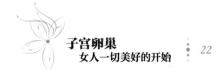

的健康直接影响到女性身体和心理状态。每月一次的月经不仅是女性新陈代谢的重要组成部分，还具有促进女性造血系统的更新、排除体内毒素等作用。并且子宫本身还分泌许多激素，如：前列腺素、泌乳素、胰岛素生长因子、松弛素、上皮生长因子、内皮素等，它们对于女性的内分泌功能有着不可替代的作用。

所以，你用再好的化妆品，都只是拯救一时的"脸面"，想要让容颜长久美丽，必须由内而外地调养。因此，女性的美丽应从保养子宫开始。

1. 皮肤紧致，身材窈窕：在于身体内部抗衰老

子宫是非常重要的内分泌器官，它能分泌多种激素来维持女性内分泌的稳定，如果激素水平发生紊乱，会引发各种问题，例如黄褐斑、皮肤粗糙等。同时，很多困扰女性的疾病也都与子宫有关，这些疾病是使女人美丽失色的主要原因。如果子宫血液循环变弱，肌肤可能会存在暗沉、缺乏光泽、黑眼圈等的烦恼。

另外，内分泌系统涉及到身体各个器官，内分泌失调除了造成皮肤问题，还会影响人体的脂肪代谢，使人看起来很胖，但不是真的变得强壮，却是虚胖。

更重要的是，没有健康的子宫，会让女性的卵巢提前衰竭，让女性提前进入老年期，加速女人的身体老化。

只有健康的子宫，才能让你的皮肤紧致，身材窈窕，青春永驻。

2. 天生丽质的要素：吃好，睡好，月经顺，排泄通

女人不仅要美丽，更重要的是健康，健康美丽的女人才是一道亮丽的风景线。如今的社会，在化妆品的堆积下，在整容术的改造下，在美颜功能的风靡下，美女到处都是，然而天生丽质的女人却凤毛麟角。

其实女人想要天生丽质，有几个必要的因素：吃好，睡好，月经顺，排泄通。

吃好，这里所说的吃好，不是吃得丰盛，而是吃得健康。健康离不开营养，美丽离不开健康，这是一般人都有的常识和概念。饮食健康，可以让身体吸收到丰富的营养，让身体能够在一个高质量的环境中运作，健康的饮食不仅能够改善生命状态，还能美肤养颜、香身美体。

爱美的女性都知道，睡眠对于容颜的重要性。充足的睡眠能促进皮肤细胞的分裂，保持其活力，使皮肤焕发光彩，减少皱纹，淡化黑眼圈。因为只有当人处于睡眠状态时，血液才能通过毛细血管充分到达皮肤，而充足的睡眠可加强皮肤层的血液循环，充分的血液循环会为肌肤提供充足的营养，经常得到营养的皮肤自然是年轻而有活力的。

月经顺，就预示着女性的子宫健康，那么也就意味着女性身体的内分泌系统正常，激素分泌没有问题，这样也就让女性远离了很多妇科疾病，身体健康了，由内而外散发的好气色，会让你的美丽有源有根。

现在非常流行排毒养颜的说法，其实排毒的最重要的一个途径就是排泄，排泄顺就证明体内积累的有害物质及过剩营养能够及时排出，不仅能够保持五脏和体内的清洁，还能保持身体的健康和肌肤的美丽。

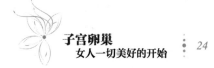

　　现在我们吃的食物都有很多的农药化肥残存，这些有害物质进入体内对我们的身体健康非常不利，再加上环境污染严重，使我们的身体机能不堪重负。只有排泄畅通，体内的毒素才能及时排出，肠道的垃圾才能得到及时的清理，这样才可以很好地调整机体的状态，也无疑会为身体的健康和美丽的容颜打下坚实的基础。

上篇：女人·子宫

第二章

精·气·神：月经是女人
自我检查的最佳时期

　　所谓月经，就是在脑垂体、下丘脑、子宫卵巢分泌的激素的相互作用下，子宫内膜以一个月为周期自然脱落的现象。如前所述，月经产生的地方就是子宫。子宫对于女性朋友来说，不仅仅是生儿育女的器官，女性一生的健康、青春容颜、曼妙体态都与子宫有着很大的关联。那么，女性怎样才能知道自己的子宫是否健康呢？其实，月经正常与否就是检查子宫是否健康的最好的风向标。

一、每个月的经血都是对子宫的清澈洗礼

子宫每月出血一次，称为月经。月经是女性的正常生理现象，很多女性在经期会有痛经、腰酸、体乏等各种不适和"小烦恼"。旧时的民间风俗对来月经的妇女还会有一些歧视。其实不然，现代医学表明，女性每个月的经血会给女性带来许多意想不到的好处。

在一个月经周期中，女性的体内其实发生着巨大的变化。当卵巢中的卵泡发育成熟，在黄体酮的协同下，卵泡分泌大量的雌激素，刺激子宫内膜增生变厚，称为增生期子宫内膜，厚厚的子宫内膜含有丰富的营养和激素。这个过程大约在月经周期的第 11 ~ 14 天。此时体内的雌激素和黄体酮都出现高峰，从而促使成熟卵泡排卵。排卵后破裂的卵泡形成黄体。黄体分泌孕激素，在雌激素的共同作用下，使子宫内膜进入分泌期。如果这个时候不受精，则黄体萎缩，孕激素和雌激素的分泌水平下降，子宫内膜得不到性激素的支持，发生坏死、脱落，这便是子宫产生月经的过程。

随着经血的排出，可以及时将体内积累的子宫颈管黏液、子宫内膜、外阴部的分泌物等垃圾和毒素排出，也有利于清除子宫内的有害物质。虽然子宫有不同类型的出血情况，例如排卵期出现的流血、胚胎移植和产后出血等，但这些都只是一生中仅有的几次人体清除入侵病原体的方法。只有每个月周期性规律性的子宫内膜脱落而产生的月经出血，才是对子宫的一次清澈洗礼。

每月一次的月经是女性健康的标志，同时也是女性新陈代谢的重要组成部分。百分之八十甚至更多的妇科病都与月经不调有着直接或间接的关系，所以及时排出体内毒素，对子宫进行每月的"大扫除"，关乎每个女性的健康与美丽。

二、"气血"足不足，看月经全知道

中医有句话叫"气为血之帅，血为气之母"，意思是说气与血之间的相互推动作用。气为阳，是动力。血为阴，是基础。如果把人体比作正在生长的植物的话，气就是阳光，血就是雨露，人体机能的正常运行，离不开气血的滋润。妇女以血为本，以气为用，女性的"气血调

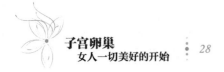

和"是保证月经正常循环的基础。所以，女性的气血足不足，可以通过月经的周期、颜色、质地以及月经的量和经期所伴随的症状来判断。

1. 调经养血，好气色自然来

《本草纲目》中说："女子，阴类也，以血为主。其血上应太阴，下应海潮，月有盈亏，潮有朝夕，月事一月一行，与之相符，故谓之月水、月信、月经。"可见，正常的月经就应该"经常不变，信而有期"，就如同月亮的盈亏，潮汐的涨落一样，总有一定的规律。坚守这个规律，就能够"经者常也，有常轨也"。月经问题影响的不只是月经前后的健康，也与妇科病的发生有着千丝万缕的联系，甚至会给以后的生活留下诸多隐患。而调顺月经，则能轻松避开很多妇科病，也能给女人带来一生的幸福。所以，女人要想有规律的月经，必须坚持规律的生活，保证身体气血充足流畅。

上文说到的女人以血为本，大多数女性在一生中都必不可少地要经历月经、怀孕、生产、哺乳等，而这些过程，都非常耗气血，身体就容易气血不足，人体各个部位、各种机制的运行和协作，都要依靠充足的气血。充分补血养血，则更能使女人获得健康的身体，从而由内而外散发美丽，好气色也会自然来。

2. 月经过多：气虚、血热、血瘀的表现

从医学上来讲，正常的经期出血量应为 20 ～ 60 毫升，超过 80 毫升则为月经过多。以卫生巾的用量大概估计，正常的用量是平均一天换

四五次，每个周期不超过 2 包（每包 10 片计）。假如用 3 包卫生巾还不够，而且差不多每片卫生巾都是湿透的，就属于月经过多。

中医认为："气能摄血，气虚则统摄无权，冲任失固，血随经泄。"一般情况下，由于气虚引起的月经过多，在日常生活中，我们需要多吃一些补气的食物，例如大枣、乌鸡、羊肉等，便能使月经过多的症状有所改善。

热扰冲任，迫血妄行，以经来量多，色鲜红或深红，质黏稠，或有小血块，常伴心烦，尿黄便结，舌红，苔黄，脉滑数为常见症的月经过多证候，可以服用一些凉血药。

瘀阻冲任，血行受阻，新血不循常道，失于统摄，以经来量多，或持续不净，色紫黑，有血块或小腹疼痛拒按，舌紫暗或有瘀点，为血瘀引起的月经过多，可以服用益母草膏。

3. 月经过少：血虚、阳虚、气血两虚和寒症等

月经周期基本正常，但经量少于 30 毫升，甚或点滴即净，或经期缩短不足两天，则为月经过少。

有很多原因可以引起月经过少，比如血虚、阳虚、气血两虚和寒症等。这种情况，一般需要去医院通过检查，来判断到底是什么原因引起的，才能通过对症的饮食调节，进行改善。

三、月经不调

月经不调是妇科常见病，例如月经提前、月经推迟、闭经、月经量多或者量少、痛经等都属于月经不调。许多全身性疾病，如血液病、高血压、内分泌相关疾病、流产、宫外孕、肿瘤等，均有可能引起月经不调。女性一旦出现月经不调，便预示着正常的生理过程发生了故障。

月经不调困扰着很多的女性朋友，那么月经不调都表现为哪些症状呢?

首先，正常的月经周期一般是 28 ~ 30 天。虽然个体差异很大，但是只要有一定的规律性，周期大致相同，就属于正常范围。一般女子的经期是 3 ~ 5 天，2 ~ 8 天的也不少见。其次，一般规律是第 1 天经血不多，第 2 ~ 3 天增多，以后逐渐减少，直到干净为止。如果月经周期不规律，经期很短或者很长，就都属于月经不调。再次是月经的量，上文中提到的月经过多和月经过少，均应引起注意，以便防患于未然。还有就是月经的颜色和质地，正常的月经血是暗红色的，血中混有脱落的子宫内膜小碎片，以及子宫颈黏液和阴道上皮细胞等。经血是不凝固的，且没有血块。若经血出现血颜色淡、质清稀或颜色鲜艳、有色块等现象，均属有月经不调。

在此也希望每个女人养好自己的身体，好好爱自己，保证每个月的月经通畅就是对自己最深的关爱。

1. 导致月经不调的原因有哪些

导致月经不调的原因有很多，大体可以分为两种类型，一种是病理型的，还有一种就是外因诱发引起的月经不调。

病理性月经不调大多有以下几个原因：

❀ 不规则子宫出血

这是一个临床症状，具体包括：月经过多、持续时间过长或淋漓出血。常见于患子宫肌瘤、子宫内膜息肉、子宫内膜异位症等病症或功能失调性子宫出血的女性。

❀ 功能失调性子宫出血

指内外生殖器无明显器质性病变，而由内分泌调节系统失调所引起的子宫异常出血。是月经失调中最常见的一种，常见于青春期及更年期。分为排卵性和无排卵性两类，约85%病例属无排卵性功血。

❀ 闭经

闭经是妇科疾病中常见的症状，可以由各种不同的原因引起。通常将闭经分为原发性和继发性两种。凡年过 18 岁仍未行经者称为原发性闭经；在月经初潮以后，正常绝经以前的任何时间内（妊娠或哺乳期除外），月经闭止超过 6 个月者称为继发性闭经。

外因诱发的月经失调基本是由以下几个原因引起的：

❀ 情绪异常引起月经失调

情绪异常，如长期的精神压抑、精神紧张或遭受重大精神刺激和心理

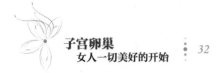

创伤，都可导致月经失调或痛经、闭经。这是因为月经是卵巢分泌的激素作用于子宫内膜后形成的，卵巢分泌激素又受垂体和下丘脑释放激素的控制，所以无论是卵巢、垂体、还是下丘脑的功能发生异常，都会影响到月经。有研究表明，女性在极端恶劣的环境下时，如战争或被监禁，她们的月经会临时中断，这也是机体对非常规状态所做出的应激反应。

❀ 寒冷刺激引起月经过少甚至闭经

经期吃寒凉食物，穿露脐装等等受寒冷刺激，会使盆腔内的血管过分收缩，可引起月经过少甚至闭经。

❀ 节食引起月经不调

过度节食，由于机体能量摄入不足，造成体内大量脂肪和蛋白质被消耗，致使雌激素合成障碍而明显缺乏，影响月经来潮，导致经量稀少或闭经。因此，追求身材苗条的女性，切不可盲目节食。

❀ 嗜烟酒引起月经失调

香烟中的某些成分和酒精可以干扰与月经有关的生理过程，引起月经失调。在吸烟和过量饮酒的女性中，有 25% ~ 32% 的人因月经失调而到医院诊治。

❀ 便秘引起月经不调

便秘有可能会引起月经紊乱。因为当大便充盈整个直肠时，会把子宫颈推得靠前，而子宫就会向后倾斜。如果长时间反复出现这种情况，子宫壁就会充血而慢慢失去弹性，从而引发腰痛、月经紊乱等。

❀ 滥用药物

现代很多西药中有伤害人体自身免疫力和导致机体功能障碍的化学物质，可能会导致女性月经不调、不排卵甚至闭经等。

2. 美味的食补疗法

女人调经，补养气血是根本。一个女人的整体状态如何，可以从她的月经看出来，如果她的月经很正常，一般情况下那她的健康状态也是好的。所以女性朋友们在日常生活要注重调经。可是，调经也是一个很宽的范畴，到底从哪里着手呢？补养气血是调经最根本的方法。

女人和男人不一样，女人不仅有月经，还要经历怀孕、分娩、哺乳的过程，这每一过程无不需要气血的灌注，所以中医一直强调"女子以养血为本"。那么，在日常的饮食中，我们怎样吃才能够有助于养血调经呢？首先推荐给大家一个非常好的东西——大枣。中医认为，大枣味甘，性温，入脾、胃、心经，有补中益气、补血养血的功效。清代张志聪的《本草崇原》说："大枣补身中之不足，故补少气而助无形，补少津液而资有形"，无形即是气，有形即是血，所以大枣是补气养血的佳品。除此之外，大枣还有健脾益胃的效果，如果你时常腹泻，身体总觉得没力，多吃大枣也有帮助。大枣熬粥、煲汤、蒸着吃甚至当零食吃都可以，既简单又好吃，是女性朋友调经养血的好帮手。

另外，气血不足的人建议多吃黑豆、山药，有助生血补血。月经前烦躁不安、便秘、腰痛者，宜摄食促进肠蠕动及代谢的食物，如生青菜、蜂蜜、香蕉等，以调节身体之不均状态。月经来潮中，可摄食动物肝脏等，

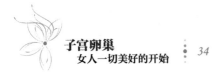

还可以适当补充一些热量比较高的食物，以维持体内热量，油性食物及生冷食物皆不宜多吃。月经后容易眩晕、贫血者，在经前可摄取适量生姜红糖水等；在经后宜多吃小鱼以及多筋的肉类等，以增强食欲，恢复体力。

这里再给大家介绍几款美味的补血养气食谱：

米醋豆腐	米醋200克，豆腐250克，同煮熟，饭前吃，一次吃完。 适宜于经期过短、血色深红、量多的壮实女性。
红糖山楂饮	生山楂肉50克，红糖40克。先煎山楂去渣，冲入红糖，趁热饮。 适用于月经延后。
龙眼鸡蛋羹	龙眼肉50克，鸡蛋1个，先煮龙眼，30分钟后打入鸡蛋，共炖至熟，早晚各1次，连服10天。 适用于虚症引起的月经不调。
水煮公鸡冠	公鸡冠2个，食盐少许，鸡冠煮熟，蘸盐吃，每日1次，每月3~5次。 适宜于虚寒月经不调。
黄酒鲤鱼	鲤鱼500克，黄酒260克，取鱼肉与黄酒同煮吃，鱼骨焙干研末，早晨用黄酒冲服。 适用于经多不净者。

3. 对女性最好的 3 个穴位

俗话说"女人如水"，这句话其实还要加一句，就是这水还不能是死的，"得有源头活水来"。人们体内的血就像水，而气就好比托水上流的动力。如果血少了，这泉水就会干枯；如果气不足，就成了一潭死水，毫无活力了。所以我们进补也要讲究方法，不光"补"，还要

"养"，还要"调气"。因为"气行则血行，气滞则血滞，气顺则血和，气逆则血逆"。如果光补血不知道调气，那补进去的血就都会堆在一起，久而久之就可能成为瘀血、血块。如同地基还没盖结实就开始造楼一样，添再多的砖瓦也会有倒塌的一天。地基就是气，砖瓦就是血，气充足了血才能有所用，才能活起来，去滋养我们全身。所以明代医学家汪石山说过："调经莫先于养血，养血莫先于调气。"吴鞠通在《温病条辨·治血论》中也说："善治血者，不治有形之血，而求治无形之气。"

那么补气养血，我们该做哪些调理呢？教大家一个穴位按摩法。取关元、血海、三阴交，这3个穴位是调理女性气血、治疗月经不调的关键穴位。方法很简单，有空的时候多揉揉就行了，每个穴位大约揉3分钟。

关元穴位于肚脐下正中三寸的地方，是任脉的要穴。古人认为关元是男子藏精、女子藏血之处，能够补养元气、肾气，被誉为"第一性保健大穴"。

血海穴位于大腿内侧，从膝盖骨内侧的上角，上面约三指宽筋肉的沟，一按就感觉到痛的地方。血海穴专治血，化血为气，运化脾血，所以女性养血，常按摩血海穴很重要。

三阴交在小腿内侧，在脚踝骨的内侧往上3寸处，三阴交有"妇科三阴交"之称，是在妇科里应用非常广的一个穴位，除了养血调经，还能治疗白带问题、经前紧张症和更年期综合征，还有安神之效。

四、每个月甜蜜的"小烦恼"：痛经

相信大多数的女孩都有过痛经的经历。月经还没来，小腹就开始酸胀，等月经来的时候，腹部胀疼，有严重的女孩甚至疼得满头大汗，在床上不停地打滚或甚至出现呕吐等症状。

其实月经期是女孩子自我调养的最好时机。每个月"好朋友"的到来可以帮我们清除体内的毒素，但是随之而来的痛经给我们的生活增添了一点点的"小烦恼"，那么，我们应该怎样对待这个"不速之客"呢？

1. 痛经这种病，生个孩子就好了？

痛经分为原发性和继发性的。原发性痛经是指从有月经开始就发生的腹痛，继发性痛经则是指行经数年后才出现的经期腹痛，部分有进行性加重。两种痛经的原因不同。原发性痛经在女性生育后大部分人会消失或者减轻很多。

有些原发性痛经是由于子宫颈管狭窄，导致经血经过时出现排血不畅造成的。月经时，女性子宫更强有力地收缩，以使经血排出，所以女性出现痛经状况。而当这类情况的女性分娩后，其子宫颈管扩张了，经血排出顺畅，痛经自然也就缓解或消失了。

有的原发性痛经与子宫中的某些激素有关。如前列腺素是一种多功能激素，它有令子宫收缩的作用，子宫中的某些前列腺素受体点可分泌前列腺素，而子宫的不正常收缩是导致痛经的重要原因之一。当它的某些前列腺素受体点受到破坏，前列腺素分泌减少，痛经自然缓解。

有的原发性痛经是因子宫内血液不畅造成的瘀血。而孕期和坐月子时，妈妈一般会大量进补，食用高营养食物，这样能够促进子宫血液循环，有益于消除瘀血。瘀血消失的话，痛经就消失了。

而至于继发性痛经的病因比较复杂，有可能是身体器官发生了病变，这种痛经生完孩子之后可能也没办法得到改善，必须到医院去查明原因，及时治疗。

2. 母乳喂养，会引起月经不调么？

在哺乳期，月经的恢复及排卵的时间都会受哺乳的影响。不哺乳的妈妈通常在产后 6 ～ 10 周就迎来了"老朋友"。而母乳喂养的妈妈月经的恢复时间一般会延迟，有的甚至整个哺乳期都不来月经。有的妈妈可能月经来了以后，周期也不准，所以，很多妈妈产后的月经会有一段时间不正常。这种情况并不是月经不调，而是跟个人体质有关系。

哺乳期由于泌乳素的升高，抑制了雌激素的分泌，同时卵巢对垂体促性腺激素的刺激不敏感，所以在一般情况下，不排卵也没有月经。可是也有少数妇女乳汁较少，婴儿吸吮刺激不正常、不规律，不是单纯母乳喂养，还可能添加其他辅助食品，泌乳素分泌减少，抑制月经的机制

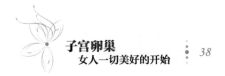

减弱，可能虽然母乳喂养，但是生完宝宝三、四个月后月经就会复潮。

所以大家一定要把哺乳期的月经不正常现象跟月经不调区分开来。还有一个值得注意的就是，哺乳期的妈妈，虽然月经没有来，但是有时候排卵却是正常的，还是有怀孕可能的，所以哺乳期的妈妈也要注意避孕。

3. 为什么别人不痛经？

现在很多年轻的女孩子，为了美丽，喜欢穿的薄、短、露，这样可以显露出自己的好身材，很时尚，但是却往往容易因为受寒而导致痛经。再加上现在人生活条件好，特别是一些穿着单薄的白领女性，经常在冷气充足的办公室里一待就是一天，回到家里，常常也是整夜开着空调。天气炎热，女性朋友的着装也越来越清凉，吊带、热裤、超短裙，怎么凉快怎么穿，有的女性朋友甚至在冬天也穿着裙子、露脐装。饮食方面也是毫不节制，她们的解暑必备品是冷饮和冰镇饮料，殊不知，这些看来不起眼的小习惯，却可能是引起我们痛经的罪魁祸首。

寒凝血滞是痛经的根源。就是气血受寒，停止运行了。气血就像是个喜欢温暖的动物，在温暖的环境里它很有活力，一遇到寒冷就凝结了。身体受到寒邪侵袭，血液流动不畅，不但会引起痛经，甚至会导致月经姗姗来迟。

美丽在先，痛经在后。为了免受这种苦痛，女性朋友应该养成良好的生活习惯，相信痛经的症状一定会慢慢缓解。

4. 痛经的自我防护

痛经是让很多女性朋友困扰的问题，那么对于痛经我们有没有什么方法能够进行自我护理呢？

（1）自月经初潮起，就应学习、了解一些卫生常识，对月经来潮这一生理现象有一个正确的认识，消除恐惧及紧张心理，可预防原发性痛经。

（2）经期应注意保暖，忌寒、凉、生、冷刺激，防止寒邪侵袭；注意休息、减少疲劳，加强营养，增强体质；应尽量控制剧烈的情绪波动，避免强烈的精神刺激，保持心情愉快。

（3）经期要注意饮食调理，经前和经期忌食生冷寒凉之品，以免寒凝血瘀而痛经加重；月经量多者，不宜食用辛辣香燥之物，以免热迫血行，出血更甚。而且注意别滥用药，应根据痛经的原因，辨证施治。

5. 缓解痛经良方——四物汤

四物汤是一道汉族药膳，是中医补血、养血的经典药方，方用当归、川芎、酒芍、熟地四味药组成。最早出现记载于唐朝蔺道人著的《仙授理伤续断秘方》。现在的四物汤是由熟地黄 12g、白芍 12g、当归 10g 及川芎 8g 这四种中药材熬制而成的。一般来说，它具有补血调经的效果，可减缓女性的经痛。

四物汤是自古以来祖先们给我们传下来的宝贝，在现代社会中，也受到很多明星的推崇，如大 S、吴佩慈和赖雅妍等。女性最好养成从年轻时就开始服用四物汤的习惯，每次在经期排干净结束之后，就连续服

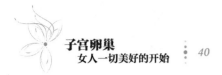

用 10 天的四物汤；不但可以减少经痛、经血不出、腹胀等症候群，到老年时生理机能及皮肤也不易老化，通体顺畅，自然能远离癌症入侵。另外，平时四物汤与鸡、猪肚或鳗鱼一起炖煮，是一道既美味又营养的食补。另外，在服用季节上，秋季的时候喝四物汤是最适合的。

四物汤作为一种补剂，具有温燥性质。所以，对一些热性体质或内热比较大的人来说，服用四物汤容易感觉口干舌燥、上火、长痘痘；其中的熟地、当归会容易使一些胃肠功能不好的人腹泻。遇到以上这些情况，一定要根据自己的体质情况对原方进行相应的调整，就可以避免这些副作用的发生。具体情况对应的调整方法如下：

1. 血热的要减少川芎的用量。

2. 虚寒体质的要用熟地，热性体质的用生地。

3. 即需要补又需要清热时生地、熟地各半。

4. 口干舌燥要加入玄参。

五、经期除了少吃"生冷辣甜"，更应该注意这些

在经期，身体免疫力低下，各种小毛病会趁虚而入，这时我们一定

要关爱自己。除了大家都知道的少吃"生冷辣甜"，经期其实更应该注意这些问题：

（1）一定要保暖。吹头发时特别要注意吹后脖颈，因为这里有风池、风府这两个容易受风寒的穴位，寒气会从这里进入体内。少吹冷气，在空调房里多披一件衣服。谨防"寒从足下起"，穿上包脚指头、包足跟的鞋子，准备一对护踝，经期要把脚踝上下护好。冬季时可以准备一个暖水袋，经期时暖腹和暖腰。

（2）少洗澡，尤其不要盆浴，可以用生姜煮水擦身，既祛风寒又保持清爽。每日温清水洗外阴。

（3）杜绝性生活。经期子宫处于开放期，性生活会刺激子宫，加重充血，精液的进入，会干扰经血的排出。

（4）温性水果可以适当吃一点，如橙子、橘子和桂圆等。

（5）推荐饮用桂圆生姜枣茶和姜汁红糖水，有助于经血的畅通。

（6）避免过度劳累。在体力方面，不要做大运动，每天伸展伸展筋骨就足够了；脑力劳动也要适当控制，思虑耗心血、伤脾气，会加重身体的负担。

（7）在饮食的选择上，清淡为主，荤素搭配，保证每天一个鸡蛋，适量瘦肉。

（8）坚持每天临睡前热水泡脚，这个方法不仅适用于经期，平时还有助于睡眠。

（9）睡足觉，保持心情愉悦。生气、发脾气会扰乱经期，也很伤肝脏。

（10）经期后的一周，身体刚刚清理干净，新一轮的周期又开始了，这时可以给身体进一点食补，如黄精瘦肉汤、乌骨鸡汤、阿胶煮鸡蛋水、桑寄生红糖鸡蛋汤、黄酒炒蛋、红糖红豆粥等。

以上这些经期小贴士，如果能在每一天都坚持，一定会受益匪浅。

六、关于经期的谣言，你信了几个

1. 能不能洗头？

大家都说经期不能洗头，那这种说法到底是不是正确的？如果必须要洗头的话，又该怎么洗呢？

中医认为头为六阳之首，子宫为任脉的起点，生理期间，血液循环本来就比较差。洗头时血液集中至头部，影响子宫血液循环，使子宫内的血液无法顺利排除干净，容易造成经血量的减少或痛经。

所以，爱美的女性如果一定要在经期洗头的话，尽量在白天的中午洗头，而且注意洗头时间要短，洗完头一定要多花点时间吹干，不要马上外出，在室外可以戴上帽子，避免头部受到风寒。如果是上班族无法白天洗头，根据经验，建议尽量不要在生理期的头两天洗，可选在经血较少的第三天以后再洗。

2. 巧克力不能吃？

巧克力属于高热量的食物，因为高热量的甜食能够增加血液循环，因此巧克力在一定程度上能起到缓解痛经的作用。再者，巧克力本身含有少量的咖啡因，这些都在一定程度上缓解了女性月经期间的痛经或是由于失眠引起的轻微头痛。当然，任何事情都要适可而止，大部分巧克力的可可脂较低，具有极高的含糖量，如果吃得太多，便容易造成肥胖。

3. 经期减肥者可以大开吃戒？

现在非常流行一种生理期减肥法，此方法提倡减肥者经期可以大开吃戒，等到生理期结束的第一周开始节食，号称效果事半功倍。不过这种方式最容易反弹，不规律的饮食还会影响内分泌，从而引发月经紊乱。

女性在生理期快到的时候食欲会增加"20% ~ 25%"。很多女性都会有这样的感觉，"好朋友"要来的那几天，总是特别想吃甜食，食欲旺盛，心情烦躁不安，这些和体内荷尔蒙分泌有关系。吃甜食能在一定程度上安抚烦躁的情绪。有的女性以此为借口，把减肥口号抛诸脑后，大吃特吃。等经期结束后，发现体重真的增加了。因此，经期管好嘴巴，平衡饮食其实就是减肥了。

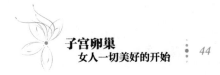
七、头疼要分清

1. 月经前头疼吃什么

如果头痛发生在每次月经来之前，并且还情绪不稳定，容易发脾气，就是中医里典型的"肝郁"，"肝郁"会导致头痛、发脾气。这种状况去看西医，会得出一个"经前期综合征"的结论。

中医所谓"肝郁"，主要和情绪有关系，因为女性的情绪敏感脆弱，容易小心眼，所以也是"肝郁"的高发人群。"肝郁"不仅仅在情绪上作祟，"肝郁"还暗耗肝血。"加味逍遥丸"是治疗因"肝郁"引起头痛的良药。因为女人容易肝郁，也因此容易暗耗阴血。开拓心胸，保持良好的心态，其实才是生活中最重要的事情。

2. 月经后头疼吃什么

有的人是月经之后头痛，痛的时候喜欢用手按着或者是用个毛巾裹着，和月经来之前的疼不一样，这种性质的疼就和血虚有关系了。中医对疼痛之类的辨证有个诀窍，就是要看什么时候发作，如果是累了之后，或者是消耗之后发作或者加重，往往是虚性的，可能是血虚也可能是气虚，中医用"烦劳则张"来形容它，就是累了之后加重的意思。

这种情况要吃补血药来避免下次月经之后的头痛发作，以及和月经同时出现的诸多问题。药店里能买到的"八珍丸"就可以有效缓解这些状况。"八珍丸"一共8味，4味是补血的——当归、芍药、生地、川芎；4味是补气的——人参、白术、茯苓、甘草。这是一个气血双补的方子，通过让气血充足，头痛的毛病也不会再犯。坚持吃3个月的"八珍丸"，到来年的春天，面色会好很多，头痛的问题也就能解决了。

需要说明的一点是，"八珍丸"里全是补药，所以吃的时候要注意你的消化能力。如果你本身胃口就不好，吃得很少，吃多一点就消化不了，那么血虚可能是因为吃不进去营养造成的。这个时候需要增加脾胃的消化能力，可以以"香砂六君子"与"八珍丸"同服，气血双补的同时，还增加补脾化滞的力量。

八、经期卫生巾使用的问题

卫生巾是我们来"大姨妈"时不可缺少的经期用品。如果没有卫生巾，真不知道我们的"非常时期"该如何度过。经期时，正确使用卫生巾能给我们的阴道和子宫健康带来益处；反之，不良的使用习惯会给阴道和子宫的健康带来威胁，如霉菌性阴道炎、过敏性皮炎等疾病。在妇

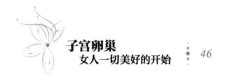

科病门诊就诊的病人中，有 3% ~ 5% 的病人是由卫生巾使用不当而感染妇科病的。

1. 教你健康、安心地使用卫生巾

去年开始，国内卫生巾频繁爆出荧光剂事件。据媒体报道，包括护舒宝、苏菲在内的国内主流卫生巾品牌，均检出可迁移性荧光增白剂，含量从 54.9 mg ~ 386 mg 不等。

荧光增白剂是一种很复杂的有机化合物，可以激发入射光线产生荧光，使肉眼看到的所染物质很白以达到一个增白的效果。据医学临床实验证实，荧光物质可以使细胞产生变异性，如果对荧光剂接触过量，可能就会产生潜在的致癌因素。对于经期女性，最终可能会导致妇科炎症，甚至是宫颈癌的发生。很多女性朋友都误以为卫生巾越白净，质量越好。于是大家盲目地追求卫生巾的白度，却没有顾及到荧光剂对身体健康的威胁。

因此，很多女性朋友选择用日韩的卫生巾，下面，我们通过对日韩本土销量和口碑的总结，向大家推荐以下几个品牌的卫生巾，各位女性朋友可以放心选择。

❀ 尤妮佳

虽然在国内尤妮佳没有花王出名，但其品质在日本本土深受信赖。尤妮佳极薄贴身系列卫生巾，不含任何香料和荧光剂，质地坚韧，贴身不变形。棉垫内缘固定线可以有效防止经血外漏。

❀ 贵爱娘

针对有痛经、宫寒、炎症等问题的女生，特别推荐贵爱娘中草药配方卫生巾。贵爱娘是 LG 旗下品牌，也是韩国最流行的卫生巾。百分百全棉，中草药成分有艾草、香附子、当归等，可暖和身体，促进下腹部的血液和淋巴循环，从而预防和缓解下腹痛、经痛、膝痛和神经痛。

❀ 好感觉

好感觉也是韩国超市常常断货的卫生巾品牌。采用 100% 有机纯棉，内部材料得到 ORGANIC EXCHANGE 认证，网层设计使得卫生巾透气性变强。相比其他品牌，好感觉卫生巾采用的波纹状设计，贴合身体曲线，能有效防止外漏。

❀ COSMO液体卫生巾

COSMO 是日本宝洁旗下品牌，也是去年 COSME 大赏 NO.1 的卫生巾。吸水内芯由液体技术制造，是类似液体海绵一样的吸收体。两层导入式设计使卫生巾吸水量更大。此外，COSME 卫生巾的中间还有许多透气小孔及凹槽，即使用久了也丝毫感觉不到它的存在。

2. 卫生巾使用的八大陋习，你中枪了吗？

❀ 在家里囤大量卫生巾

有些女性朋友喜欢商场促销时大量入货，囤积在家中慢慢使用。其实卫生巾和食品一样，也是有使用期限的。购买日期离生产日期越近，

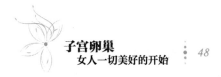
卫生巾质量越有保证。因为卫生巾是使用高温消毒的方法达到无菌的，一次性消毒灭菌的有效期毕竟有限，超过期限就没有无菌的保障了。因此，在使用卫生巾时，一定要注意有效期，一次性购买不要太多，随用随买，不宜家庭久藏。特别是南方，天气潮湿，一下子用不完，也容易生霉、受污染。医生建议，一般来说，女性买一两个月经周期用的放在家里备用即可。

❀ 卫生巾放在卫生间里储存

一些女性为了取用方便，买了卫生巾就会放在卫生间的储物柜里储存。和家中的其他房间相比，洗手间是最潮湿的，有些家庭的卫生间甚至是终日不见天日的。殊不知，卫生巾受潮后细菌更易侵入。拆包后的卫生巾应放在干燥、洁净的地方，受潮后最好不要再使用了。

❀ 喜欢用药物卫生巾

现在市面上的很多药物保健卫生巾都会说有抗菌、抑菌、止痒、减轻痛经、舒缓不适以及平衡阴道酸碱度的功效。专家说，就算真的患有妇科疾病的女性使用这些卫生巾也无法起到治疗作用，而没有疾病的女性用了也不能预防疾病的发生。

有些药物卫生巾，可能会破坏私处的酸碱平衡、造成菌群失调、降低私处自我免疫和清洁作用，反而更易受到细菌侵害。对于敏感体质的女性来说，更应该慎用药物卫生巾，因为可能会引起皮肤过敏，出现私处瘙痒等症状。皮肤敏感的人最好选用柔软舒适，对皮肤刺激小的棉质卫生巾。

❀ 爱用卫生护垫

有些女性觉得白带不干净，在没有月经的时候爱用卫生护垫。女性的外阴在透气、干燥、清洁的环境中才能保持健康。无论护垫如何宣传其高度的透气性和舒适性，其底层都会有一层塑料膜，密不透气。如果长期使用护垫，会增加外阴的湿度和温度，反而给细菌真菌的生长创造了条件，破坏了阴道的酸碱度，容易诱发阴道炎。尤其是在夏季或南方潮湿闷热的梅雨季节里，这种情况会更加明显。医生建议，卫生护垫偶尔用几次无妨，但不要每天都用。如果用卫生护垫，一定要经常更换，保持干燥。

❀ 爱买雪白的卫生巾

有些女性喜欢雪白的卫生巾，可能心理上感觉越白的越干净卫生，越有利于健康。其实这可能恰恰相反。过白的卫生巾可能添加有荧光剂和增白剂，长期使用可能对健康有害。如何辨别卫生巾是否含有荧光剂，消费者能做的很少。对此，医生建议尽量选择大品牌的卫生巾，不要长期固定使用某一品牌（除非你知道它非常安全可靠），不同品牌经常更换使用，以减少卫生巾可能含有的有害物质在体内累积。

❀ 喜欢大吸量卫生巾

使用大吸量卫生巾有这样的好处，当不方便频繁更换卫生巾时，也不会因为血量过大而出现侧漏问题。因此，大吸量卫生巾深受欢迎。人都是有惰性的，有些女性一旦用上大吸收量卫生巾就会"偷懒"长时间

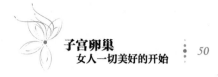
不更换卫生巾，这样会造成局部通风差而导致细菌繁衍，从而诱发各种妇科疾病。在此，想告诉喜欢大吸量卫生巾的女性朋友们，就算你再青睐大吸量卫生巾，也别忘记两个小时左右更换一次。

❀ 更换卫生巾前不洗手

很多人都记得饭前便后要洗手。不过，更换卫生巾前最好也要洗手。因为用手将卫生巾拆封、打开、抚平、粘贴的过程，会将病菌带到卫生巾上。经期时，卫生巾会直接接触女性外阴皮肤，而经期又是女性抵抗力较低的时期，稍不注意，就会增大患妇科疾病的几率。

❀ 光顾小商店买卫生巾

有时候，月经突然来了却没有任何准备，有些女性就会杀到小商店里买包卫生巾救急。但现在假冒卫生巾很多，这些高仿产品多是用边角料加工，消毒不充分、质量也不过关，甚至有朋友曝出卫生巾里看到有虫。而这些高仿产品主要的销售终端就是小商店。所以平时选购卫生巾尽量选择大商场、超市，培养在包中常备一片卫生巾的习惯，避免月经突然来了抓瞎，还可以帮姐妹们救急。

九、原来这些问题都是体内阳气不足引起的

亲爱的朋友们，你们知道吗？气虚血虚、肚腹冷痛、脾湿肥胖、顽固斑痘、中气不足以及各种妇科病，阴寒杂病，甚至性格上的冷漠，都是由于阳气不足引起的。

阳气对身体的主要功能是推动、温煦防御和固摄。血液的流动、津液的生成和运行，维持脏腑组织间的各种健康生理活动，都靠的是阳气。

在生活中，养阳气，平时多晒晒太阳，穿暖、不吃寒凉、热水泡脚、熏蒸等都能使得身体在一个较高的温度水平上，从而完成各种体内循环，正气充足，邪不可干。

女性天生就比男性阳气少，体温低，血液循环差，提升体内阳气，很多问题就会自动缓解，面色也会如桃花一样粉嫩。

上篇：女人·子宫

第三章

这次彻底了解你的身体

《论语》中，孔子有一句关于女人的名言：唯女子与小人难养也。这句话备受今人非议：怎么能将女同胞跟小人相提并论呢？纯粹性别歧视。也被大多数人理解为女人心眼小，又敏感多疑，所以阴晴不定，难以琢磨。其实，从女性本身的身体角度来说，这句话却是有道理的，女人本来就"难养"，这表现在很多地方。女人的生命太过细致，女人的身体需要精心的照顾，女人如果一不留神，就会受到伤害，所以女人"难养"，这是由她的生理与生命特质决定的。

一、白带能反映女人的子宫健康

女人的子宫，除了每月一次的出血——月经之外，还有伴随月经一同出现的白带。白带跟月经就像子宫的晴雨表，一起告诉我们有关子宫的秘密。

1. 津液的"使者"：白带

白带，中医称为"带下"，说得宽泛一些，就是子宫、阴道里边的润滑液，"女子生而即有，津津常润，本非病也"，所以白带是女人"津液"的使者，对身体有很多好处。它不仅有濡润、清洁的作用，还是体内天然的抑菌剂。白带中含有丰富的糖原，糖原在阴道乳酸杆菌的作用下，产生大量乳酸，能抑制各类致病菌的生长。这种天然的生理效应称为阴道自净作用。白带中的水分使女性的阴道处于湿润状态，这种湿润环境能减少阴道前后壁之间的摩擦，保护阴道壁不受损伤。同时，这种湿润状态使妇女的阴道润滑并富有弹性，有利于提高性生活的质量。

清亮透明的白带，还是精子的游泳池，小小的精子进入女性的生殖

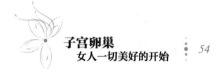

道后，想要与卵子相遇，还有一段漫长的征程，而这个过程中，白带的存在，起了一个非常重要的作用，有它的帮助，精子就能游入子宫，最"身强力壮"的精子游到输卵管与等在那里的卵子结合，并在子宫内安营扎寨。所以，每个生命的形成，也都离不开白带的帮忙。

2. 白带颜色能反映你的现状

经血反映的是气血的状况，而白带的颜色、气味和质地，能说明气血之外的很多问题，直观可以看到的是"津液"的情况，相当于组织液和内分泌液，还有带脉的固摄功能。

白色的带下： 正常的白带，颜色是透明的，如果颜色发白，并且量多清稀，就属于寒气，并且会有虚寒，特别是脾气虚。在西医看来，只要是白带异常，大多都是炎症，但是中医认为，这里边很多是假炎症，颜色发白就是这样，千万别当炎症去消炎，也不要盲目地用化学制剂清洗，一定要及时就医，在医生的指导下服药。

青色带下： 像绿豆汁一样，有腥臭味，外阴奇痒，基本上属于霉菌性阴道炎。中医所说，肝木是青色，所以还是从肝脏找症结。属于肝经湿热，与思虑过度、经常熬夜，喜欢吃大鱼大肉和甜腻的食物有关。这种情况下，一方面要安抚好肝脏，另一方面要利水、利湿以使肝脏摆脱湿邪。

黄色的带下： 色黄像浓茶汁，有腥秽气，是因为任脉中湿气过重而造成任脉的气血通畅出了毛病。这种情况就要试着排出任脉的湿气同时补益任脉里亏耗掉的精气，易黄汤为上佳之选。

黑色的带下：像黑豆汁，也有腥气，有人会伴有小腹疼痛，小便时有刺痛感。这种带下，是属火气太大，一个胃火、一个命门火、一个膀胱火再加一个三焦火，煎熬全身，白带变黑。这种情况就需要泻火。

红色的白带：看上去既像血，又没有血色那么鲜红，这也属于湿气太重，有肝火。这种情况，通常也是思虑过度，伤了脾胃，又心有闷气所致。这种情况就要疏肝火，泄湿气，一剂清肝止淋汤便可以消除赤带。

3. 这些情况可能伤及原本清澈的白带

《傅青主女科》认为"带下俱是湿证"，白带异常，跟现在人们的饮食和生活习惯有一定关系。一般情况下都是因为体内湿气过重。辛辣、多油、煎炸加工过的食物，会导致人体内湿热；而喝冷饮、吃刺激性食物以及情绪压抑等都可能伤及脾胃，造成脾胃不和，体内的湿气就不能转化出去。

以上这些都有可能伤及了原本清澈的白带，给身体埋下隐患，所以推荐大家在平时要多注意生活细节，从小处做起才能养好身体。

二、女人最应注意的部位：
子宫内膜

子宫内膜即子宫内壁，它在未怀孕时形成月经，怀孕以后能迅速增生，形成胎盘供应胚胎生长所需要的营养。子宫内膜会随着女人月经周期增厚或变薄，女人的一生中，大约有30年左右的时间要经历月经周期，子宫内膜一次次地增厚，又一次次地脱落。但是病理性的子宫内膜增厚或者变薄，不仅可能引起女性不孕，还会导致流产，所以子宫内膜是女人身体内部最应该被注意的部位，女性朋友不仅要认识和了解子宫内膜，更应该保护我们的子宫内膜不受伤害。

1. 子宫内膜异位症可能导致不孕、宫外孕、月经不调、卵巢囊肿

一般来说，女性的子宫内膜覆盖于子宫体腔面，如因某种因素，使子宫内膜在身体其他部位生长，即称为子宫内膜异位症，这对妇女的健康危害是非常大的。

（1）导致不孕症：子宫内膜异位症导致的不孕症已经占到了女性不孕的50%左右，是导致女性不孕的重要原因，主要是因为子宫内膜异位会导致盆腔粘连、输卵管梗阻等，影响激素的功能和免疫功能，从

而引起不孕症。

（2）**宫外孕**：子宫内膜异位症容易引起盆腔粘连，给输卵管的运行造成障碍，导致受精卵不能被成功地送进子宫腔内，进行局部种植，发生异位妊娠。

（3）**月经不调**：子宫内膜异位症会给卵巢的实质组织造成一定的破坏，从而会严重影响到激素的新陈代谢，出现月经紊乱、月经量增多等症状，很多患者还会伴有痛经症状。

（4）**卵巢囊肿**：子宫内膜异位的场所最主要的是卵巢，所以，每次女性来月经，经血就会在卵巢内积存，导致肿瘤的形成，不仅如此，如果不能及时治疗的话，肿瘤内的血液会越积越多，还会变质，红细胞遭破坏，发生巧克力囊肿。

子宫内膜异位症是比较复杂的妇科疾病，治疗时容易导致粘连，治疗之后又很容易复发。因此，女性朋友们一定要重视自己的子宫健康问题，让子宫内膜长在适合的地方。

2. 无痛人流会使你失去自我保护

现代科技进步的产物——无痛人流，给那些不想要孩子却怀孕的女性提供了便利。她们怀了孕，为了避免痛苦，为了省事去做无痛人流，她们以为这样做无痛、简单又方便。但是事实却是人流最容易造成子宫内膜的损伤。其一，由于人工流产造成强大的负压吸引，极易使子宫内膜通过输卵管扩散到腹腔，形成子宫内膜异位症，从而引发不孕症。其二，吸刮子宫时，很容易损伤子宫内膜底层组织，容易造成肌瘤、不孕

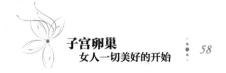

症等。其三，人流会影响再次怀孕时受精卵的着床、生长。多次吸刮还可造成前置胎盘，危及生命。其四，人流还会导致女性早衰。反复多次做人工流产，机体除遭受到显性的，即肉体的损伤、疼痛和心理打击外，还受到隐性的伤害，导致各方面功能慢慢衰退而诱发早衰。

另外，如果人流次数过多，人体的免疫力会下降，子宫内膜在多次受损后，会影响受精卵的着床环境。日后一旦怀孕，胚胎就像沙地里的小苗，为了争取更多的养分，只好拼命地往深处扎根，分娩时胎盘就不能自动娩出，更严重者就成了"胎盘植入"，即胎盘和子宫长成了一体，那时只得将子宫切除。

3. 子宫内膜炎要及时治疗

子宫内膜炎，顾名思义就是子宫内膜上出现了炎症，是女性常见的妇科疾病之一，对女性的健康危害很大，会引起腹水异常、卵巢功能异常和免疫功能异常，严重的还会导致不孕。女性的子宫是孕育生命的地方，也是最容易受到炎症侵犯的器官，子宫内膜炎就是最常见的子宫病变。子宫内膜炎的症状多表现为白带增多、痛经、月经不规律以及盆腔疼痛等。引起这种病症的原因很多，例如经期同房、产后感染、个人卫生等都有可能，不同的原因有不同的解决方法。所以万一得了子宫内膜炎，一定要去正规的医院检查出病因，及时的治疗。

三、小心，子宫也会"中风"的

"中风"这个词语相信很多人都不陌生，但是子宫"中风"你们又听过没有呢？其实子宫"中风"又称老年性子宫内膜出血性坏死，是子宫内膜出血性坏死的一个通俗的叫法，一般发生在绝经后的中老年妇女身上，主要是因为子宫内部动脉硬化而发生微循环障碍，导致局部缺血、缺氧，子宫内膜即发生坏死、出血。所以叫子宫"中风"，可以更为形象地说明这个疾病的特点。

子宫"中风"的特征是阴道出血，出血量与持续时间因人而异。有的人突然发生大量出血，病人可致休克；有的人则表现为间断性少量出血，呈贫血面容。这种病易发生宫腔感染，有时会出现低热、白细胞升高。

预防子宫"中风"，不但要做好定期的检查，还要平衡膳食，禁烟限酒，平时也要注意勤锻炼、多活动，能预防动脉粥样硬化的发生，使血压降低等。

上篇：女人·子宫

第四章

青春的情动：
小女生的子宫保养法

　　女人所有的美丽都深藏在子宫里，子宫对于女人而言，既是福地，又是祸地。女人的子宫，就像一块土地，你给它施肥、浇水，精心照顾，它就会变得肥沃，用丰收来回报你；如果你对它不闻不问，那么它也会贫瘠荒芜。子宫健康了，不仅能孕育生命，也能为美丽增添光彩。所以，正在青春期的姑娘们，要让子宫健康地发育生长，才能让自己更加美丽。

一、一辈子做个"暖女孩"：腹部保温就是全身排毒

女孩子应该是对"排毒"这个概念最敏感也最信任的了，因为她们觉得自己的面部皮肤问题都是毒素没排出去引起的，这确实有道理。但是，什么原因使毒素没排出去呢？就是一直被人们忽视的受寒，特别是腹部、盆腔的受寒，在"露脐装"、"低腰裤"越来越流行的现在，这个问题会是未来很长时间的大患。

腹腔、盆腔的血液占人体血流量的 70% 左右，是人体的"大血库"。而且盆腔血管壁薄、弹性小，所以流到这里的血液速度会减慢。这个时候，如果盆腔或者腹腔再受凉，血遇寒则凝，血流的速度就会变得更慢。身体的毒素是要借助血液的流动而排出体外的，血流变慢了，毒素的清除速度自然也变慢，毒素淤积就在会发生了。即便是你的饮食很健康，也要注意喝水，饮食荤素搭配，身体仍会存在没有及时代谢出去的毒素，这些毒素就会随血流的缓慢沉积下来，日久天长真的就需要排毒了。

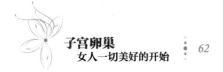

所以，要想避免毒素对皮肤面容的影响，除了减少产生毒素的摄入机会，还要给毒素的排出开一条通路。这就是不能受寒，特别是不能让腹腔、盆腔受寒，以保证血流的通畅。

二、健康饮食：
给子宫最需要的爱

要保养好子宫，饮食要奉行"高能量、高蛋白、高维生素和低脂肪、易消化"的原则。女孩子们可以多吃一些水果、蔬菜及清淡的食物，适当吃一些滋阴、补气和补血的食物。如海藻、海带、瘦肉、鸡肉、鸡蛋、鲫鱼、甲鱼、白菜、芦笋、芹菜、菠菜、香菇和各种水果等等。

另外，现在大多数女性都参加社会活动，比如同学聚会、朋友聊天和客户沟通等等，这样少不了在外边餐馆吃饭，如果在外面用餐，请选择干净卫生的餐厅，建议平时最好在家吃饭。这样既卫生又健康。

三、这样做，皮肤好、身健康

1. 每天一分钟，给自己娇嫩皮肤

卵巢和子宫是维系女性健康与美丽的重要器官，女性保养好卵巢和子宫，不仅对身体健康有益，更能延缓衰老，留住年轻与美丽。中医关于女性的子宫和卵巢保养方面，有几个穴位非常重要，可以通过对穴位的刺激来调整女性内分泌和生殖系统的功能，从而达到养护子宫与卵巢的目的。常用来保养子宫与卵巢的穴位有：

关元穴： 在下腹部，前正中线上，当脐中下3寸。

气海穴： 下腹部，前正中线上，当脐中下1.5寸。

神阙穴： 即肚脐眼。

血海穴： 在股前区，髌底内侧端上2寸，股内侧肌隆起处。

三阴交穴： 在内踝尖上直上3寸，4指幅宽，按压有一骨头为胫骨，此穴位于胫骨后缘靠近骨边凹陷处。

复溜穴： 位于人体的小腿里侧，脚踝内侧中央上2指宽处，胫骨与跟腱间。

照海穴： 在足内侧，内踝尖下方凹陷处。

涌泉穴： 在足底部，蜷足时足前部凹陷处，约当足底第2、3跖趾

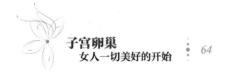
缝纹头端与足跟连线的前 1/3 与后 2/3 交点上。

可用自己的食指指腹在这些穴位上进行点按，每天选取 2 ~ 3 个穴位，每天 1 次，每次每个穴位 10 分钟即可，养成习惯，长久地坚持下来一定会对女性朋友们产生意想不到的效果。

2. 这样吃身体才健康

针对子宫的保养，平时的饮食也是非常重要的，不良的饮食对子宫的伤害大。这里我们推荐几种对子宫非常有益的食补方法，大家可以针对自己的身体特点，来选择适当的食疗方式，适用于产后或者流产后的女性，手术结束即可食用。其他的日常饮食中适当添加即可。

荔枝大枣汤	干荔枝和干大枣各7枚。共加水煎服，每日1剂。具有补血生津作用。 适用于妇女贫血，流产后子宫的调养。
鸡蛋枣汤	鸡蛋2个，红枣10个，红糖适量。锅内放水煮沸后打入鸡蛋卧煮，水再沸时下红枣及红糖，文火煮20分钟即可。具有补中益气，养血作用。 适用于贫血及病后、产后子宫的调养。
乳鸽枸杞汤	乳鸽1只，枸杞30克，盐少许。将乳鸽的羽毛及内脏杂物去掉，洗净，放入锅内加水与枸杞共炖，熟时加盐少许。吃肉饮汤，每日2次。具有益气、补血、理虚作用。 适用于人流后体虚及病后气虚，体倦乏力，表虚自汗等症。

参芪母鸡	老母鸡1只，党参50克，黄芪50克，淮山药50克，大枣50克，黄酒适量。将宰杀去毛及内脏的母鸡，加黄酒淹浸，其他四味放在鸡周围，隔水蒸熟，分数次服食。具有益气补血作用。 适用于子宫的调补。
豆浆大米粥	豆浆2碗，大米50克，白糖适量。将大米淘洗净，以豆浆煮米作粥，熟后加糖调服。每日早晨空腹服食。具有调和脾胃，清热润燥作用。 适用于体虚子宫的调养。
糖饯红枣	干红枣50克，花生米100克，红糖50克。将干红枣洗净后用温水浸泡，花生米略煮，去皮备用。枣与花生皮同入锅内，加煮花生米的水，再加水适量，以文火煮30分钟，捞出花生米皮，加红糖，待红糖溶化收汁即成。具有养血、理虚作用。 适用于流产后贫血或血象偏低等。

四、过度节食减肥导致
月经过少、闭经

现在很多女孩子为了好看的身形而进行节食减肥，时下流行的什么黄瓜鸡蛋减肥法、酸奶减肥法等恨不能每种都试过。这样坚持一段时间，体重是下降了，但是有些女性月经却紊乱了，月经量变少甚至引发闭经，这时才发现，盲目减肥是得不偿失了。

　　过度节食减肥导致闭经的例子并不少见，这就是因为脏腑的养分太少了，化生不出充足的气血来，身体自动调整了能量的分配：先保住身体运行的需求，子宫那块儿的生殖需要就先关闭了。这种闭经会让身体的元气大伤，时间长了，不仅仅脾胃也饿坏了，中气也伤了，子宫的周期发育被迫停止，再想补回来就很难了。

　　一般来说，只要节食 4 天，女性的体内激素分泌就开始异常。所以在治疗该种闭经时，首要条件就是恢复饮食、恢复体重，否则再吃药也是无济于事，一般来说体重恢复到标准体重的 85% 以上的时候，月经往往可自行恢复。

　　而恢复体重的方式，可以参照节食前饮食正常时的食谱，不偏食，蔬菜、蛋白质、碳水化合物、脂肪都要。万万不能只吃蔬菜，或者不吃主食。也不要怕胖就一点油分都不碰。长期素食也会导致闭经。此类闭经女性一般都是雌激素水平低，所以可以注意多吃一些含雌激素的食品，例如豆制品、谷类、葵花籽、洋葱等都是很好的补充雌激素的食物。还可以多吃些补肾食品，起到辅助治疗的作用，例如黑豆、木耳等。不要因为想到要增肥，就吃大量垃圾品。

五、贫血也可能是子宫疾病引起的

临床上，很多妇女都有贫血的现象出现，但有很多女性都不知道，引起女性贫血的原因，有可能是子宫肌瘤惹的祸。

子宫肌瘤是由子宫平滑肌组织增生而形成的良性肿瘤。常见的症状有子宫出血、疼痛、腹部包块、邻近器官的压迫症状、白带增多、贫血和心脏功能障碍等，肌瘤使宫腔增大、子宫内膜面积增加，并影响子宫收缩导致经血量增多、经期延长等症状。此外，子宫肌瘤可能使肿瘤附近的静脉受挤压，导致子宫内膜静脉充血与扩张，从而引起月经过多，长时间的子宫出血又极容易引起贫血。

所以别小看贫血，它很可能是由子宫的大问题引起的。

上篇：女人·子宫

第五章

关于流产，
你不知道的那些事

　　不管是冰冷的铁钳还是苦涩的药片，抑或是一次意外的出血，突然的疼痛……不管你是预先知道的还是未知的，那一瞬间一个小生命以让你难忘的方式与你告别。我知道你的痛，不管是心里还是柔弱的身体。但我也知道，你还有世上妈妈都有的坚强。加油！好好调养，相信下一次你定会迎来一个健康快乐的宝宝。

一、流产了还可以再怀孕吗？

如果只发生了一次自然流产，夫妻俩不用忐忑不安，可以积极锻炼身体，加强运动，戒烟戒酒，并于计划怀孕前3个月，两人同时口服多种微量元素，待3～6次正常月经后即可准备怀孕。如果女性没有子宫器官畸形和疾病，不用做特殊检查。再次怀孕后积极保胎至12周待胎盘形成，这样比较稳妥。若女性有子宫疾病，治疗后再怀孕就可以了。

现代社会的性观念比以前开放很多，婚前同居已经是一种很正常的现象，所以许多女性朋友在没有打算要孩子之前就已出现多次怀孕，很多女性朋友也都做过多次人流。众所周知，这样不仅对身体的伤害很大，女人多次流产之后再怀孕也很容易习惯性地流产。出于这样的忧虑和担心，很多女性朋友一直在自己曾经多次流产过的阴影里走不出来，给自己造成了很大的精神压力。未婚的女性害怕自己因为婚前多次流产受到的来自家庭和社会的压力，本来多次怀孕就已经给自己的身体造成了很大的伤害，再加上自己心思过重、过度紧张焦虑，婚后还是造成习惯性流产；而已婚的女性朋友因为多次流过产生不了孩子，每次都要经

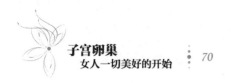

受"得而复失"的痛苦历程，甚至在传统观念上因多次流产觉得自己彻底失败，人也变得越来越阴郁，这样下去也会造成习惯性的流产。

其实，多次流产过的孕妈妈，你们只要摆正心态，流产术后注意防止术后感染，还是可以再怀孕正常生孩子的。虽然多次流产可能会导致习惯性流产，但准备怀孕前检查输卵管是否通畅，怀孕后只要选择必要的保胎措施就可以防止流产。每个人的体质不一样，流产后的情况也就不一样。体质虚弱的女性朋友们要注意尽量避免多次流产，多补充营养，增强体质。

如果说月经正常是子宫正常状态的标志，那么恢复正常的月经初潮，内膜就已经修复好了，患者是不是就可以再次妊娠了呢？

英国有过两项研究，孕早期流产后并不需要休息6个月，甚至3个月都可能不需要。凡是在备孕过程中出现2次及以上的过胎停育、死胎或者生化妊娠的不孕不育患者，一定要到专业的医院查明原因后备孕，以免给流过产的女性带来更大的身体伤害。此外，偶尔出现一次流产可以认为这是胚胎优胜劣汰的结果。总之，流过产的女性朋友们要有良好的心态，不宜过度紧张，以防影响下一步的排卵和怀孕计划。

二、流产让我很受伤，
   到底为什么

　　自然流产虽然可怕，但即使连续 4 次自然流产，再次妊娠正常分娩的可能性仍能达到 55% 以上。所以当自然流产发生后，一定要及时查明原因，明确原因并且进行相应的干预治疗，就可以避免下一个孩子再次与你失之交臂。

　　自然流产连续发生 3 次或以上，称为"复发性流产"，以前常称作"习惯性流产"。近年国际上常用"复发性自然流产"取代"习惯性流产"。复发性流产往往每次流产都发生在同一妊娠月份，而流产过程一般与普通流产无异。早期复发性流产的原因常为母体黄体功能不足、甲状腺功能低下、胚胎染色体异常等。晚期复发性流产最常见的原因为宫颈内口松弛、子宫畸形、子宫肌瘤等。

　　导致复发性流产的因素很多，一般情况下，发生流产后半年以内要避孕，可减少再次流产的发生。这期间夫妻双方应该进行全面的身体检查，尤其是遗传学的染色体检查。复发性自然流产的男方的体检内容为：精子常规、血型、染色体等；女方的体检内容为：卵子细胞涂片、宫颈评分、基础体温、血型、染色体、B 超检查子宫发育情况等。

　　如果做了以上的检查以后，医生告诉你可以怀孕了，你就可以进行

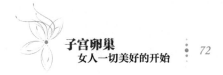

怀孕准备了。最好在排卵期进行有规律的性生活，这样比较容易受孕。另外，想要再次怀孕的夫妻要格外的小心，注意营养饮食，休息好，避免负重，或是工作太劳累，还要注意个人卫生。记住一般把身体调理好就没有问题。

三、孕初如何预防先兆流产

在孕妇的自然流产中，先兆流产就占了一半以上，因此孕妇在怀孕期间如果有持续性的腹痛和出血情况，一定要引起重视，因为这有可能是先兆流产的迹象。先兆流产表现为怀孕后阴道有少量出血，根据流血量和积聚在阴道内的时间的不同，颜色可为鲜红色、粉红色或深褐色。有时伴有轻微下腹痛、胎动有下坠感、腰酸腹胀。引发先兆流产的原因有很多种，准妈妈要在日常生活中做好积极地预防措施。

❀ 避免危险家务和增加腹压的活动

由于孕早期孕妇胎盘附着尚不牢固的特点，因此预防先兆流产要特别注意应注意劳逸结合，保持愉快的情绪。做家务时避免危险性动作，如登高等。尽量避免持重、攀高、奔跑等，以免外伤。不要做过重的体力劳动，尤其是增加腹压的负重劳动，如提水、搬重物等。

❀ 多吃富含维生素E的食物

女性预防先兆流产要加强营养，维生素 E 有保胎作用，孕期可多吃富含维生素 E 的食物，如松子、核桃、花生、豆制品等。

❀ 有阴道炎要及时治疗

对于病症来说，生殖道炎症是诱发流产的原因之一，因此保证外阴清洁尤为重要。如果发生阴道炎症，应立即治疗。

❀ 减少使用辐射性物体的时间

预防先兆流产要尽量远离可能有污染的环境。避免接触有害化学物质，如苯、砷、汞、放射线等；少去公共场所，预防疾病感染；减少和电脑、手机等辐射性物体的接触时间。

❀ 有原发疾病不宜怀孕

患有结核、贫血、肺炎、甲状腺疾病以及体质欠佳的女性容易发生先兆流产，所以在怀孕前应积极治疗原发病，待病愈后再考虑怀孕。

❀ 有流产史要多加留心，预防先兆流产

要注意对有流产史的准妈妈，可于再次妊娠后，在医生指导下服用少量孕激素安胎，子宫颈口松弛的准妈妈可在孕 14 周左右行子宫颈口结扎术，在预产期前去除结扎。

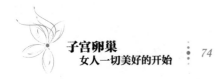

❀ 民间食疗方二则，对预防习惯性流产和先兆性流产都很有效果

1. 莲子和桂圆肉各 50 克，文火堡汤，加山药 100 克煮粥。怀孕后即开始食用，每日 1 ~ 2 次，适宜于阴道出血、小腹坠痛、腰腿酸软、苔白舌淡的有习惯性流产史者。

2. 南瓜蒂 3 个，莲蓬蒂 6 个，共焙黄为末，分 3 次服，火汤送下，一日服完，适宜于妊娠数月后胎动腹痛、阴道出血、颜色鲜红、面赤口干、五心烦热、小便短赤的血热型先兆性流产者。

四、人工流产：
手术流产 VS 药物流产

年轻夫妇如果避孕失败意外妊娠、或因疾病不宜继续妊娠、或预防先天性畸形或遗传性疾病而需终止妊娠，就需要进行人工流产以终止妊娠。人工流产分手术流产和药物流产，有人认为手术流产可以将妊娠的东西排干净，成功率高；也有人认为手术流产给身体造成的创伤更大；有人认为药物流产轻松无痛，对身体伤害小；也有人认为药物流产排不干净，还有副作用和不良反应。那么手术流产和药物流产究竟哪家强呢?

手术流产就是人们常说的"人流手术"，是利用机器在外面形成一个负压，将吸管送到子宫腔里，把妊娠的东西吸出来，这种手术的失败率很低，大约在千分之五左右。尽管如此，人流手术也不是随便谁做都能万无一失的。比如，患有生殖道炎症，像阴道炎、宫颈炎和盆腔炎的孕妇是绝对不能做手术的。还有一种人流的合并症就是宫腔粘连，其中一个原因就是感染造成的。手术过程中，不能武断地说一定是医生给你带进去什么细菌或病毒，而是你的器官本身有细菌寄居。再加上如果术后没有得到很好的休息，怕让别人知道自己做了人流手术就去上班了，感染的机会就会增加，后患就是这样留下的。

药物流产是从 20 世纪 90 年代开始的，是通过吃避孕药造成自然流产，目前来说，药物流产的成功率大约在 90%。

药流对人体的损伤固然会小一些，但前提是你一切顺利，用了药之后很好地就排出来了，血也很好地止住了，想达到这一点的前提是：及早发现怀孕，并及早处理。

但是实际上，"药流"的失血比"人流"要多得多。所以，如果你本身有贫血，是不适合做药流的，而且要做凝血功能的检查，如果有凝血功能障碍的就更不能做药流了。正常的流产，不管是药流还是人流都有 2 周的假期，也是为了避免劳累、感染带来的问题。

药物流产，既然是自然流产，子宫里的东西就有可能排不出来或者排不干净，然后造成持续出血，这就相当于它的"副作用"。所以仍有 4% ~ 5% 的人，用了药以后流不出来，或者还有残留在宫腔里面，这

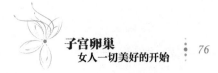

时候就需要再做手术和刮宫。所以相比来说，人工流产更安全一些。所以大家不要以为，药物流产很简单，拿两片药回家吃了就完事了，它是有适应证和副作用的，并不是所有人都可以用药物流产。

对此，我们国家对药流有一个明确的规定，那就是：药流之前孕妇必须做超声波检查！目的是要确定是宫内孕才可以做药流。如果你没有这方面的检查，比如说在家里，拿一个试纸条测试自己怀孕了，然后就去买一点避孕药吃。先不说你停经的时间是不是达到了药物流产的规定，如果是宫外孕，那危险就大了，因为这相当于人为地刺激流产，刺激腹腔出血，如果你还对此浑然不知，是会出现生命危险的。千万不要草率地自己给自己做药物流产。

最后，不管是手术流产还是药物流产，流产后的出血是病人们关心的大问题，人工流产出血超过2周，就一定要去医院检查；如果是药流，出血时间可以相对放得长一点，但出血超过3周也一定要做检查，做超声检查和验血，看看是不是排干净了。并不一定都是没流干净，还可能是因为感染或者内分泌的问题造成的，要根据具体的情况确定应该做刮宫、调整月经周期或者消炎治疗。

五、流产后复原大法

对一个女人来说，不管是人工流产还是自然流产，伤害都是非常大的，不仅是对身体还是对心理。因为怀孕后，孕妇体内要分泌很多的激素，为即将诞生的婴儿做准备。而流产无异于人为终止了一个自然过程，给体内那些激素的分泌来了一个"急刹车"，所以内分泌就会出现紊乱。

因此，流产后的保养也很重要，保养好了，才能够最大限度地减少流产对女人带来的伤害。中医对产后的治疗有许多行之有效的措施。益母草有活血化瘀的功效，可以有效帮助女性朋友把残存在子宫里的淤血排出，你可以直接去药店买"益母草膏"，它是孕妇可以使用的流产后调养用药之一；另一种药是"八珍丸"，如果你生来就是一个体质偏弱的人，流产后气血肯定受影响。你可以同时服用"益母草膏"和"八珍丸"，这样能在活血化瘀的同时适当补养一下气血。

其次是饮食疗法，可促进产后子宫复原，维护身体健康。孕妇们可根据自身情况及口味，选择进食一些药膳，可促使产后身体早日恢复。下面给大家提供一些可选择的药膳方：

归芪蒸鸡	母鸡1只，炙黄芪100克，当归20克，调料适量。先将归芪用布包好，母鸡去毛杂，洗净，放入沸水锅内汆透，取出，放入凉水内冲洗干净，沥净水分，纳归芪于鸡腹中，放盆内，摆上葱、姜，加鸡清汤、黄酒、胡椒粉等，用湿棉纸将盆口封严，上笼蒸。约两小时取出（如将鸡放入锅内，文火煨炖，即成归芪炖鸡）。去棉纸及葱、姜、黄芪等。加少许味精、食盐调味服食。 可滋补精血。
牛乳粥	牛乳适量，大米100克，白糖少许。先取大米淘净，加清水适量煮粥，待煮至半熟时，去米汤，加乳汁、白糖，煮至粥熟服食。 每日2次，早晚空腹温热服食。可补虚损，健脾胃。
猪脊肉粥	猪脊肉60克，大米90克，调料少许。先将猪脊肉洗净，切丝，加淀粉、料酒、酱油少许，调匀备用。先取大米淘净，加清水适量煮粥，待沸时调入猪脊肉，煮至粥熟，加少许食盐、味精、姜、葱调味，再煮一、二沸服食。 每日1剂。可滋养脏腑，润泽肌肤。
山药奶肉羹	山药100克，羊肉500克，生姜15克，牛奶半碗，食盐少许。先将羊肉洗净，与生姜同放锅内，加水以文火清炖半日，取炖好的羊肉汤一碗，加入山药片，共煮烂后，再加牛奶、食盐，煮沸服食。 可益气养血。
牛肉粥	牛肉和大米各100克，调料适量。先将牛肉洗净，切碎，加清水适量烧开，去浮沫，再下大米，煮至粥熟时，加少许食盐、味精、葱、姜、椒等调味，再煮一、二沸服食。 每日1剂，分2次空腹服食。可益气养血，补虚健体，适用于气血不足所致的形体消瘦、面色无华、肢软乏力等。

虫草炖鸭	虫草10克，老雄鸭1只，调味品适量。将鸭去毛杂，放沸水锅中汆一下，而后将鸭头顺颈劈开，取虫草8～10枚装入鸭头中，再用棉线缠紧，余下的虫草加葱、姜适量，置鸭腹中，放入盆内，再放骨头汤、食盐、胡椒粉、黄酒等，封口蒸熟，而后去掉葱和姜，调入味精少许即成，分2～3天食完。可补肾健脾。
益气鹅肉汤	肥鹅1只（约2000克），黄芪、党参各10克，山药50克。先将肥鹅去毛杂，洗净，切块；芪、参用布包好，山药切片，同入锅中，加清水适量，煮至鹅肉熟后，去药包，食肉饮汤。可益气健脾。本方是一剂大补元气之方，尤适用于妇人产后、人流后、年人、小儿及病后恢复期使用。
黄精白鸽汤	黄精50克，枸杞24克，白鸽1只，调味品适量。将白鸽去毛杂，黄精用布包好，枸杞择净，三者加水同炖至白鸽烂熟后，加少许食盐、味精、猪油调味服食。可滋阴填精，补肾益气。

另外，如果孕妇流产之后失血不多，虽不必像正常生产那样大肆补益，但保温和休息仍旧是重要的。

六、有些事情，你可以避免的

流产是在现今社会下经常遇到的一种情况。随着男女观念的变化，

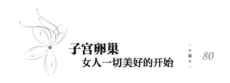
流产也并不是那么讳陌了。然而，关于"流产"我们还不见得完全了解，看看下面你就知道了。

❀ 孕妇牙龈出血会导致流产？

女性在怀孕期间的牙龈出血大部分都是由于牙龈炎引起的。怀孕期间体内的雌激素、黄体酮、绒毛膜促性腺激素等均明显增加，到分娩后才逐渐恢复到正常水平。一般发生的妊娠性牙龈炎是由于孕妇体内黄体激素增加所致。妊娠性牙龈炎易发生在孕早期 3 个月和孕晚期 3 个月。在孕早期，孕妇体内绒毛膜促性腺激素明显增加，可影响牙龈上皮组织的完整性，这时容易引起流产。孕晚期时黄体激素的水平达到最高，此时的妊娠性牙龈炎会引起孕妇早产。

❀ 肚皮痒？ 不可大意

"妊娠期肝内胆汁淤积症"简称 ICP，听起来很生僻，但在孕妇中却并不少见。它的发病机制不明，发病难预测，但造成的后果却可能是早产、流产或胎死腹中。这种病一般出现于妊娠中晚期。患者开始往往觉得手脚痒，然后发展到全身瘙痒。部分患者在瘙痒同时还会有轻度黄疸症状，比如皮肤发黄。但也有少部分人几乎没有症状。这种情况下，孕妇患者们要适当卧床休息，取左侧卧位，以增加胎盘血流量，给予间断吸氧、高渗葡萄糖、维生素类及能量合剂，既保肝又可提高胎儿对缺氧的耐受性。定期复检肝功能、血胆酸、胆红素。

❀ 吃肉可以但不要吃骨头

孕妇在怀孕期间进补营养时，自然会吃到鱼来为孕妇补充蛋白质，有的孕妇竟因为吃到了鱼骨头而流产了。所以孕妇怀孕期间不能吃鸡鸭鱼骨头等尖硬的东西。因为尖硬的东西在胃肠道很难消化，易刺伤胃肠道刺伤胎儿引起流产。

七、被"妖魔化"了的避孕药

从 20 世纪 60 年代避孕药被发明出来到现在，已经 40 多年了，国外使用的次数相当多，它的安全性一直在不停地被印证。现在最受女性朋友们青睐的就是短效避孕药，因为它随时可以停止服用，且能尽快恢复生育功能。

从"短效避孕药"的名字来看，人们都会认为这药就是避孕用的，加上长期的耳濡目染，导致一个根深蒂固的观念就是：避孕药对身体有害，是万恶的，是不可接受的。还有很多人不吃避孕药，是担心药物把生育能力"避"没了。这个担心是多余的。有大量的实验证明，基本上是在停药的 20 几天，卵巢就恢复自然排卵了。既然叫"短效避孕药"，就是因为它的药效很短，可以很快地在你的身体内消失，这个作用一消失，大脑就开始命令启动卵子发育，它的避孕功能不过是让卵巢休息了一阵子罢了。而我们往往忽略了其实短效避孕药除了其本职工作以外，

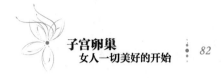

还有很多其他的功用。

女性怀孕之后，大脑知道身体怀孕的信号，大脑收到信号后命令卵巢休息以便让妊娠继续下去，因此体内会持续存在着雌激素和孕激素。避孕药的原理则是模拟一个妊娠的状态，让大脑误以为自己的身体怀孕了，卵巢因此休息。鉴于此，避孕药的好处首先是避免"宫外孕"的发生。

市面上的避孕药，主要是由雌激素和孕激素组成的，这两种激素是女性一生中必须要有的。有些人的卵巢功能不正常，不能分泌雌激素和孕激素，身体的发育就停滞在幼女的状态，乳房不发育、没有第二性征，一点也没有成熟女性的魅力。口服避孕药就可以改善身体的激素状况。尽管它们是由人工合成的，但是其作用和身体里的激素是相同的，所以机理没什么危险性。

同样基于以上原理，吃避孕药还可以预防卵巢癌的发生。因为如果卵巢得不到休息的话，每个月都要产生卵子出来，每个月排卵后都有一个破口需要被修复。修复过程中如果碰到一些有害的东西，就容易产生肿瘤，就会有恶变的机率。

此外，避孕药还能显著地降低子宫内膜癌的发生。所以，更年期女性即便需要服用雌激素来缓解更年期的症状，也不能一直吃雌激素，还要配合孕激素。孕激素所起的作用就是保护内膜，降低子宫内膜癌的发生概率。即使停药之后，这种作用还会继续延续一段时间。

最后，避孕药还可以调整月经和美化肌肤，但是一定要定时定点吃才有效。因为它很快就会被代谢掉的。假如你今天早上吃了，下次吃到了明天晚上，激素就不能维持在一个很稳定的水平，避孕效果有可能会下降，还有可能出现异常出血，所以最好的办法就是定时定点地服用。

此外，服用避孕药还有一些注意事项：

（1）如果吃完药胃不舒服，两三小时之后吐出来的话，药很有可能就被吐出来了，基本相当于白吃。如果遇到这种情况，你应该多吃一片避孕药。青年男女们最好还是加用避孕套，这样才会更安全。

（2）避孕药可以先选最便宜的来吃，如果吃得很好，没有什么副作用，没有长胖，就接着吃下去。虽然国产的孕激素没有进口的那么好，但如果吃下去你没有觉得不适，就没有必要换进口的，因为避孕效果都是一样的。

（3）如果吃了药之后还是意外怀孕了，还是终止妊娠更保险，因为做药物流产的时候也要吃"米非司酮"，而用了药物流产以后，如果没有流下来，这个孩子是不能要的，如果继续要，孩子将来就会有一些出生缺陷。

八、恋爱不要毫无原则的顺从

有人说，爱情是女人的全部。这句话把女人的一切幸福都构建在感

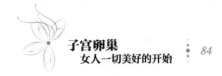
情之上，其实，学会爱自己才能被人尊重。子宫，承载了女人全部的情感，全部的美丽，也承载着生命的延续。它不仅仅只是一个享受两性愉悦的地方，还是一个承载"种子"的容器。它有生命，有温度，也很脆弱，所以女人一定要保护好它。

现在我们的社会观念开放了，满大街都能看到无痛人流的广告，我们经常在医院里能看到十五六岁的小女孩做人流，好像子宫只是一个器官，可以毫无限制地做手术，随意地折磨它。女人一生流产最好不要超过3次，一年之内流产不要超过2次，反复流产对子宫造成的危害是非常大的。子宫内膜反复被"刮宫"，就会变得凹凸不平，薄厚不均，在恢复的过程中，容易出现增生、异位，不仅大大增加了子宫疾病的发病风险，继发感染，甚至会导致不孕、习惯性流产、宫外孕和子宫穿孔等后果。

所以女人一定要爱护自己，在恋爱中不要无原则地顺从，不但要保护自己，也要尊重新生命。

上篇：女人·子宫

第六章

写给准妈妈的
必备常识

　　女人如花，花中孕育新的生命。当那个小生命轻叩你的门向你走来时，相信你一定激动万分。因为你就要当"妈妈"了！隔着肚皮，那个小小人儿用各种各样的方式跟你打招呼，或让你惊喜或让你感受到初为人母的辛苦。它就住在你的子宫里，于是，精心呵护子宫不再只是对自己身体的承诺，因为子宫还承载着新的生命。关键是健康美好的子宫不仅会给你一个健康可爱的宝宝，还会给你一个成熟优雅的自己。

一、提前温习：备孕时期很重要

怀孕是女性朋友一生中最重要的事情之一，也关系着整个家庭的幸福。一个小生命，牵动着很多人的心，所以备孕就变得异常重要。从打算怀孕开始，为了能够顺利的怀孕，并且能够孕育一个健康的胎儿，我们就要做好一系列的准备工作。

1. 不可或缺的微量元素

女性朋友在孕期比普通人更应注意补充营养，在补充营养的同时，我们一定不能忽视微量元素，如体内缺乏某些必需的微量元素，不仅影响自身健康，还会给婴儿带来危害，下面就让我们来认识一下孕期不可或缺的微量元素吧。

钙：女性在怀孕期间，身体会流失大量的钙，如果孕妇钙摄入不足，就会对胎儿及孕妇自身产生较大的影响。母体钙缺乏还会对胎儿的生长发育产生不良影响，出生后容易出现颅骨软化、骨缝宽、囟门闭合异常等现象。高钙的食物主要有牛奶、虾皮、海带、豆腐、骨头汤和鸡蛋等。

碘： 碘缺乏必然导致甲状腺激素减少，造成胎儿发育期大脑皮质中主管语言、听觉和智力的器官不能得到完全分化和发育。富含碘的食物主要有海产品、菠菜和柿子等。

锌： 锌能参与人体核酸和蛋白质的代谢过程。缺锌将导致 DNA 和含有金属的酶合成发生障碍。如果女性在孕期缺锌，胚胎发育必然受到影响，形成先天畸形。瘦肉、猪肝、鱼类、贝壳类食物和豆类食品都是含锌很高的食物。

锰： 缺锰可以造成显著的智力低下，母体缺锰能使后代产生多种畸变，尤其是对骨骼的影响最大，常出现关节严重变形，而且死亡率较高。锰含量高的食物主要有茶、河蚌、榛子、芝麻籽、黑木耳（干）和姜（干）等。

铁： 人体如果缺铁就会出现低血色素性贫血。女性在妊娠 30 ~ 32 周时，血色素可降至最低，造成"妊娠生理性贫血"，如果再缺铁，则可危及胎儿。患严重贫血的孕妇所生婴儿的红细胞体积比正常婴儿小 19%，血色素低 20%。孕妇在日常饮食中应注意多吃动物肝脏、鸭血汤、蛋黄、瘦肉、豆类、菠菜、苋菜、番茄和红枣等含铁丰富的食物，预防贫血。

2. 前三个月开始补充叶酸

准妈妈体内叶酸缺乏是造成早产的重要原因之一。胎儿很需要叶酸，它具有抗贫血的性能，能有效地降低发生胎儿神经管畸形的几率，还有利于提高胎儿的智力，使新生儿更健康更聪明。在打算怀孕的前 3

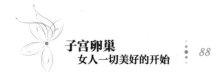

个月，每天就要补充 400 微克叶酸。

含叶酸的食物很多，如面包、白米和面粉等谷类，以及牛肝、菠菜、龙须菜、芦笋、豆类及苹果、橙子等。但由于叶酸遇光、遇热就不稳定，容易失去活性，所以人体真正能从食物中获得的叶酸并不多。如：蔬菜贮藏 2 ~ 3 天后叶酸损失 50% ~ 70%；煲汤等烹饪方法会使食物中的叶酸损失 50% ~ 95%；盐水浸泡过的蔬菜，叶酸的成分也会损失很大。

因此，孕妈妈们要改变一些烹制习惯，尽可能减少叶酸流失，还要加强富含叶酸食物的摄入，必要时可补充叶酸制剂、叶酸片、多维元素片。

3. 不孕症的常见原因

现在越来越多的女性朋友，年纪轻轻就失去了生育能力，或者是一再遭遇流产、胎停育的痛苦，各项检查做了一大堆，就是找不到问题的症结。在中医的角度来看，除了先天性的生理缺陷，还可能是出现了以下这些问题。

首先是月经不调，白带异常。这种情况，宫寒的人占的比例很大，经常吃寒冷的食物，如冷冻食物、不应季的水果，还有经常吃麻辣的食物，这些都会耗阳伤阴。单纯肾阴不足的人不多，更多的是阴阳两亏，所以，在不孕不育的人群中，宫寒不孕、阳虚停育是首要的罪魁祸首。

其次是肾虚导致的不孕。最常见的是多囊卵巢综合征，卵泡发育不良，这是由于肾气先天不足，精血亏损，致使子宫发育不良，不能怀孕。对于多囊卵巢综合征，多以药物或手术进行治疗，患者自身应控制食盐和糖的摄入，饮食宜清淡，注意高蛋白高钙水平食物的摄入，合理调节情绪，劳逸结合等。

还有一种是由外科手术引起的，比如流产会使瘀血积累在子宫里，影响新血的化生，新血不生，就很难受孕。再比如剖腹产手术可能会使输卵管粘连和堵塞，致使精子通往子宫的路受阻。

总之受孕的过程，是一个非常复杂的过程，这里面任何一个环节出了问题，都有可能引起不孕。所以提醒年轻的女孩们，养成良好的生活习惯才是美好生活的基础。

4. 孕前检查发现宫颈病变怎么办

现在很多人在做孕前检查的时候都会被告知有宫颈病变，一听到这个结果，会让人立刻神经紧张，立马跟宫颈癌联系起来，心里蒙上一层阴影。其实宫颈病变并不是你想象的那么可怕。

我们通常所说的宫颈病变，包括宫颈糜烂、宫颈炎、宫颈人乳头瘤病毒感染、宫颈上皮内瘤变、宫颈癌等。最常见的宫颈糜烂，听着很可怕，其实是大多数女性都会出现的一种正常的生理现象，根本不需要治疗，也不需要担心，当然也就不影响怀孕。

宫颈炎是大多数已婚女性都会碰到的问题。宫颈炎对怀孕也没有什么实际影响，但是如果自己感觉不适和异常出血的情况下，为了健康还是要及时就诊。

宫颈人乳头瘤病毒是近 70% 的女性都会感染的病毒，但是只有不

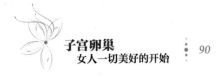
超过 10% 的人会发生持续感染，而这种持续感染才会引发癌变。

宫颈上皮内瘤变还有个名字叫宫颈癌前病变，这个时期属于良性改变期，只要能按照医学建议检查，完全可以终止病变。

宫颈癌是目前世界上排名第一的妇科恶性肿瘤，发病率也逐年增加，但是只要是早期发现，治疗效果也是所有肿瘤中最好的。有些年轻的女性甚至还能保留生育功能。所以只要我们女性朋友每年去做一次宫颈癌的筛查，早发现早治疗，就基本可以避免等到发现癌变才知道。

二、"恭喜你，要当妈妈了"：这时你要这么做

1. 怀孕后子宫的变化

怀孕后，女性变化最大的是子宫，妊娠早期子宫明显增大、变软，呈球形。妊娠 3 个月后，子宫腔的容积由未孕时的 5 毫升至足月妊娠时能容纳胎儿、胎盘及羊水可达 5000 毫升，增加约 1000 倍。子宫大小由未孕时的 $7 \times 5 \times 3$（厘米）至足月妊娠时达 $35 \times 22 \times 25$（厘米）。

子宫重量未孕时 50 克左右，足月妊娠时可达 1000 ～ 1200 克。子

宫的增大，主要是由于子宫肌层肌细胞的肥大、伸长。每个肌细胞比未孕时宽度约增加 2～7 倍，长度约增加 10～12 倍。位于子宫颈管上部的子宫峡部未孕时长约 1 厘米，妊娠后随子宫增大，至妊娠晚期可达 7～10 厘米，形成子宫下段，剖腹产的切口常选择在此处。

自妊娠 3 个月后，子宫会出现不规律的无痛性收缩。此时，孕妇可以在腹部触及一个圆硬的、鼓起的子宫。这种宫缩称为子宫敏感性收缩，是子宫肌在进行收缩锻炼，不必担心会把胎儿排出体外。

2. 睡觉姿势很重要

很多孕妈妈在怀孕之前对睡姿不讲究，趴着睡、侧着睡，甚至缩着身体睡都有。但是怀孕之后，不能再睡得这么随便了。因为孕妇肚子上有负荷，如果还按照以前的睡觉习惯，不仅自己难受，肚子里的宝宝也会跟着受害。

❀ 妊娠早期（1～3个月）：适合自己的姿势。

子宫仍在盆腔内，外力直接压迫或自身压迫都不会很重，因此不必过分强调睡眠姿势，可采取舒适的体位，仰卧位、侧卧位均可。

❀ 妊娠中期（4～7个月）：侧卧或仰卧。

这段时间要注意保护腹部，避免外力的直接作用。如果孕妇羊水过多或双胎妊娠，就要采取侧卧位睡姿，这样会感觉舒服些，其它睡姿会产生压迫感。

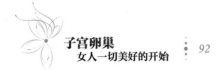
❀ 妊娠晚期（8～10个月）：左侧卧位。

这个时期的睡姿建议采取左侧卧位。左侧卧位较有利于母婴健康，放松腹肌，保持呼吸和血液流畅，避免增大的子宫对下腔动、静脉及肾脏的压迫，保证心脏排血量，维持肾脏良好功能，减少水肿，改善子宫和胎盘的血液供给及胎儿氧和营养的供给，有利于胎儿的生长发育，降低早产率和胎儿宫内发育迟缓等并发症。

3. 该选择什么样的内衣？

怀孕阶段，乳房一般将增大两三个罩杯，但乳房是从下半部往外扩张的，与普通罩杯的比例不同，因此最好选择专门的孕妇文胸，并随着不同阶段的变化随时更换调整。

合适的文胸能给乳房提供可靠的支撑和扶托，保证乳房的血液循环通畅，这样对促进乳汁分泌和提高乳房的抗病能力都有好处，还能保护乳头免受擦伤。

孕妇应该选择皮肤触感柔软的文胸，还要易于清洗，方便穿脱。大小以乳房没有压迫感为宜。文胸过紧会影响乳腺的增生和发育，还会因与皮肤摩擦而使纤维织物进入乳管，可能会造成产后无奶或少奶。怀孕期间，最好选用全罩杯的胸罩，并有软钢托支撑，面料以透气性较好的棉布质地为最佳选择。另外，有些化纤原料的内衣在吸湿性、伸缩性上有突出优点，也值得考虑。孕后期乳头十分敏感，不够柔软的文胸会压迫乳腺、乳头，或者造成发炎现象。

三、这样吃对妈妈和孩子都好

女性朋友从成为准妈妈的那一天开始，听到最多的可能就是"要多吃，要补充营养"，"一个人吃两个补"等这些话。可是，现在这个时代，我们更应该注意的不是营养不足，而是营养不均，所以我们不是要吃得丰盛，而是要吃得丰富均衡。

1. 准妈妈的食谱

❀ 奶类

奶类营养丰富，是怀孕初期很好的营养食物，如果准妈妈不喜欢喝牛奶，可以喝酸奶或者吃奶片、奶酪等，但要注意，尽量少吃过凉的食物。

❀ 蛋白质含量高的食物

煮鸡蛋、肉类（用水煮或清炖的方法烹调最好）、深海鱼类（清蒸、水煮比较好），尽量不要用油炸、红烧等油腻的做法。

❀ 蔬菜类

各种新鲜蔬菜都是很好的选择，尤其是绿叶蔬菜，因为叶酸含量较高。准妈妈们都知道，怀孕初期要补充适量的叶酸，可以预防婴儿神经

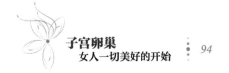

管畸形。青菜类的做法也应以水煮、素炒等为主，也可以凉拌。

❀ 水果类

基本上所有的水果都可以吃，如柠檬可以帮助钙吸收，降血压，祛暑安胎；香蕉可以消除水肿，稳定血压，保护肠道；红枣可以益智健脑，养血安神，增强免疫力；火龙果可以美容养颜，减肥和抗衰老；橙子可以补充维生素 C 等。但是木瓜有堕胎的作用，山楂含有催产素，这些就不要食用了。如果准妈妈不爱吃水果，可以做成沙拉，口感好又可以补充各种维生素。

❀ 饮品

尽量少喝碳酸饮料和咖啡、浓茶等，过多饮用碳酸饮料可能会导致孕妇体内钙质的流失。

❀ 粗粮

粗粮类食物可考虑玉米、燕麦，也可以喝八宝粥等，但怀孕初期尽量少吃薏米。如果你早上起来孕吐严重，可以醒来后先吃一片全麦面包或几块全麦饼干。

孕期饮食不但要保证孕妇吸取丰富、均衡的营养，还要注意饮食要清淡，像桂皮、花椒大料等刺激性的调料尽量少吃。其次，在孕早期胎儿发育得还不稳定，孕妇还应少吃寒凉的水果，例如西瓜和山竹，寒性食物会引起宫缩甚至出血，造成流产。

2. 选择高钙食物

孕妇在孕育胎儿的过程当中，身体的钙不仅供给自己还要供给腹中的胎儿，这种情况下对钙的需求量明显增加。正常人钙的需求量一般是每天约 800 毫克，而怀孕早期是 1000 毫克左右，晚期 1300 毫克左右，哺乳期需要 1300 毫克左右，只有保证这个量才能保证孕妇和胎儿以及婴儿的钙量足够。

对于孕妇而言，补钙主要通过食补，像奶粉、乳制品、海产品这些东西，还有一部分孕妇涉及到妊娠期的反应或者食欲问题需要额外的钙剂补充。

四、证明胎儿在健康成长：孕吐

孕吐是早孕反应的一种，大部分孕妇都会经历孕吐。开始妊娠后，大约从怀孕第 5 周左右会发生孕吐。特别在早晚会出现恶心，没有任何原因就发生呕吐。本来正在安稳地吃饭，可一闻到味道就恶心。食欲彻底消失了，体重也下降了，有些准妈妈就会担心是否影响胎儿。

从医学的角度看，孕吐其实是胎儿向母亲传递的一种信息。孕吐开始的时候，也是胎儿有了自保能力的时候，他为了保护自己的小生命，

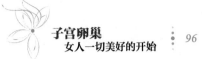
支配妈妈别把那些对成长有害的东西吸收进来。也有些人天生没有孕吐，胎儿也很健康，这跟个人的体质有关。一般来说轻度到中度的恶心以及偶尔呕吐，不会影响宝宝的健康，只要没有出现脱水或进食过少的情况，即使你在孕早期体重没有增加，也没什么问题。

如果发生胚胎停育，孕母的一切妊娠反应都会逐步消失。首先是不再有恶心、呕吐等早孕反应，乳房发胀的感觉也会随之减弱，然后阴道会有出血，常为暗红色血性白带。所以如果平时孕吐很严重，突然一点反应没有了，并且伴随的怀孕症状也消失，那就有必要去医院做个检查，确定一下胎儿是否健康。

五、最担心的"异常出血"：
其实可以早避免

流产、葡萄胎、宫外孕等都会造成孕早期出血，对准妈妈来说这是一件非常残忍的事。因为当出现这些情况时，就意味着准妈妈们必须终止妊娠，因此谁都不愿意自己在孕期出现出血的情况。为了避免这种异常出血，我们应该从备孕期就开始有所预防。

❀ 孕妇和丈夫应戒烟戒酒。

众所周知，二手烟的危害是很大的，若丈夫吸烟，即使孕妇本人不吸烟，间接吸入的浓厚烟雾，同样对母婴不利。

❀ 不要穿高跟鞋。

女性怀孕后，足部肌力不足，身体的重量主要靠足部的韧带来负担。由于韧带软化，不能长时期负重。若是这时再穿高跟鞋是很不安全的，也很容易造成流产。平跟鞋穿着舒适，但是随着孕妇体重的增加及重心后移的影响，在产后往往会带来足底筋膜炎等脚跟部位的不适。因此，鞋跟为 2 ~ 3 厘米的低跟鞋或坡跟鞋最适合孕妇。

❀ 尽量避免接触宠物。

有些猫、狗、家禽类等动物身上寄生有弓形虫。弓形虫能通过胎盘感染胎儿，引起流产、死胎、早产或多种畸胎，如胎儿脑积水、脑钙化、视听力下降。因此在决定要宝宝时，就不可以养宠物了，孕期也尽量要少接触宠物。

❀ 化妆品慎用。

现在的护肤品基本都含有这几种成分：植物提炼物和雌性激素等，这些对宝宝来说都是很刺激的东西，会影响宝宝正常发育，最好慎用。

六、"宫外孕"的预警信息

女性怀孕对全家来说是件喜事，但如果发生宫外孕，不但给女性带来痛苦，不及时救治还可能造成生命危险。宫外孕其实也有预警信号。当以下三个警报拉响时，一定要注意。

（1）有短暂停经史或者月经延迟、不规则阴道流血。大多数的宫外孕患者有停经史，长短不一，一般为 6 ~ 8 周，也有 30% 患者无明显停经史，但阴道有不规则流血——出血量少、点滴状、色暗红，少数病人有似月经量的出血，也有患者无阴道流血。

（2）腹痛。这是宫外孕另一个最常见的症状，患者可表现为隐痛、胀痛、坠痛、绞痛或撕裂样的疼痛。这样的腹痛，持续或间歇出现，也可以是突然发作。

（3）盆腔包块。输卵管妊娠流产或破裂所形成的血肿与周围组织器官粘连、包裹形成包块。

对已经怀孕、下腹部一侧又出现不明原因的隐痛或酸胀的女性，更应高度警惕宫外孕的可能，一旦出现以上症状，就应该及时去医院治疗，及时解决病症。

七、羊水过多过少都是问题

羊水是指怀孕时子宫羊膜腔内的液体。在整个怀孕过程中，它是维持胎儿生命所不可缺少的重要成分，对胎儿有着非常重要的作用：

·在妊娠期，羊水能缓和腹部外来压力或冲击，使胎儿不会直接受到损伤。

·羊水能稳定子宫内温度，使不致有剧烈变化，在胎儿的生长发育过程中，胎儿能有一个活动的空间，因而，胎儿的肢体发育不致形成异常或畸形。

·羊水可以减少妈妈对胎儿在子宫内活动时引起的感觉或不适。

·羊水中还有部分抑菌物质，这对于减少感染有一定作用。

·在分娩过程中，羊水形成水囊，可以缓和子宫颈的扩张。

·在臀位与足位时，可以避免脐带脱垂。

·在子宫收缩时，羊水可以缓冲子宫对胎儿的压迫，尤其是对胎儿头部的压迫。

·破水后，羊水对产道有一定的润滑作用，使胎儿更易娩出。

羊水的成分 98% 是水，另有少量无机盐类、有机物荷尔蒙和脱落的胎儿细胞。羊水的重量一般会随着怀孕周数的增加而增多，临床上是以 300 ~ 2000 毫升为正常范围，超过了这个范围称为"羊水过多

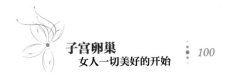

症"，达不到这个标准则称为"羊水过少症"，这两种状况都是需要特别注意的。

胎儿畸形是羊水过多的最常见原因，约占50%，畸形包括无脑儿、食道闭锁、泌尿系畸形、腹壁缺损、膈疝、先天性心脏病等。胎儿染色体异常约占22%～27%。此外双胎、胎盘脐带异常、妊娠期糖尿病亦可引起羊水过多。

羊水过少的常见病因主要有：母亲存在水分摄取不足、低容积血症、药物影响、妊娠高血压等状况；妊娠早期破水、胎儿生长迟滞、胎儿过期过熟、胎儿异常（如胎儿泌尿系统异常）、胎盘功能不足等。若羊水过少发生在妊娠早期，胎膜可与胎体粘连，造成胎儿畸形，甚至肢体短缺，成活率极低；若发生在妊娠中晚期，子宫四周的压力直接作用于胎儿，容易引起胎儿肌肉骨骼畸形，如斜颈、曲背和手足畸形。

八、职场准妈妈怎么安排工作与生活

近几年，职场准妈妈已经成为了一个普遍现象，越来越多的准妈妈只有产期临近时才放下手中的工作。所以，准妈妈们在工作期间应该怎么来合理安排作息，不仅让自己腹中宝宝健康成长，还要把工作做得尽职尽责，成了众多职场准妈妈关心的问题。

实际上怀孕期间工作对比在家养胎还是有很多好处的。工作能分散注意力，缓解妊娠反应、产前焦虑症。同时一天的工作能确保足够的运动量，对日后分娩及产后恢复有极大的帮助。

首先要将怀孕情况及时告诉公司上级，以便公司合理安排工作环境、工作时间和工作量。注意工作期间的适当放松，随着体重的增加孕妇身体负担明显加重，有的孕妇更是有明显的水肿现象。工作一段时间后适当地舒展一下四肢及身体，能有效缓解四肢肿胀。

定期检查，严格按照医生的嘱咐定期进行围产期的检查确保身体及胎儿健康。每次产检前跟单位及时请假，以避免造成临时不在给别人工作造成不便。

上下班错开高峰期，因为人多拥挤、情绪紧张都会对准妈妈的健康造成不良影响。打车或者拼车对准妈妈来说都是不错的选择。孕吐严重的孕妇，在乘车时候注意备几个塑料袋和水，还可以在包里放几个橘子，感觉不适闻一闻可以适当缓解恶心的感觉。

现在很多人上班期间午饭可能就是一个快餐解决，这对准妈妈的身体来说，不仅担心卫生状况，营养也跟不上，不如自己带饭，既可以吃得放心，还可以补充足够的营养。

孕妇比正常人要怕热得多，注意及时补充水分能有效避免因气温过高而引起的身体不适。

上篇：女人·子宫

第七章

修炼"辣妈"：
产后保养子宫

到宝宝呱呱坠地的那一刻，你的子宫刚刚完成了一趟完整的生命初体验之旅，等待着你来抚慰它历经孕育生产的创伤和疲累，也等待着你的完美蜕变，等待着你的悉心呵护，等待着与你一起见证新的生命旅途再次起航。

一、生产的过程，
是女人的第二次蜕变

女人的身体结构是具有自调性的，能够在不同的生命时期完成不同的重要任务，但是变化最大的就是怀孕生子这个过程，女性体内的荷尔蒙等雌激素能使经历过生育这一过程的女性寿命增加十年。

生产过程中，女人的身体就好像一个打开的大门，可以把产前长期以来积累的多余的积血和毒素排出体外，然后通过正确的补养使身体更健康。这段时间能够有效地改善自己的身体状况。但是，如果这期间没有好好地调养，也会给身体健康留下隐患。所以，这段时间，也被喻为女人的第二次蜕变。

第二次生命带给我们的，除了身体结构上的重新构建，更有心理上的再认识。特别是在身体结构上，我们的皮肤、骨骼及体内的很多器官都要经受一次严峻的考验。无不让人感觉这是一次人生的历练，一次脱胎换骨的历练。

二、都说"坐月子"，到底坐的是什么？

先问大家一个最基本的问题：坐月子要坐多久？一个月？到底坐的是什么？

坐月子其实是中国人的传统习俗。中医认为，产后调养是最适合大补气血的时候。女性分娩时会大量出血、出汗，会造成阴血亏虚、元气耗损等情况，还会出现产后贫血及产后宫缩痛、便秘、乳汁分泌少等现象，坐月子的目的就是要预防或消除以上种种不适。月子的长短也与分娩方式的不同有所变化。一般情况，如果顺产的话，月子都是按一个月的时间来算，如果是剖腹产的话，对子宫的伤害比较大，月子也会延长至 42 天，产妇的身体和子宫才能基本恢复。

1. "吃、穿、住"的基本要素

由于女人在生产后身体严重亏虚，情绪也很敏感，所以月子期间，最基本的吃、穿、住都不可马虎。

新妈妈在生产完的三天内，由于身体元气大伤，体质偏虚弱，因此要吃清淡、易消化的食物，最好吃流质或半流质的食物，并且在产后的一周内忌食牛奶、豆浆、大量蔗糖等胀气食品。古代医生的建议是吃小米粥，为了通便可以另加一盘清爽可口的炒青菜。另外，大米粥、鸡蛋汤、挂面也是好的选择。一周后有了食欲，再开始进食其他滋补品。但胃口差时不要吃得太油腻，根据个人身体状况，早晚可喝热牛奶，每天吃 1 ~ 2 个蛋，然后慢慢再酌加鸡、鱼、虾、肉等，蔬菜与肉类要平均分配，均衡补充铁质、钙质、蛋白质等营养素和纤维，除了恢复体力外亦有助于乳汁的分泌。总之，饮食的原则要按照：营养均衡，易消化、吸收，不宜过多食用肥甘厚味。

穿的方面，要掌握一个基本准则就是保暖，夏天的话还要兼顾散热，材质以纯棉为好，既保暖又吸汗。产后容易出汗多，因此，新妈妈的衣物一定要选择纯棉的、透气性好的，袜子也是一样。洗完澡后一定要穿好长衣裤。如果天气好，可以到户外晒太阳，为了能更好地接受阳光照射，上衣可以选择半袖衫，不过一定要做好防晒。

住的方面，除了干净整洁，卧室注意通风保持室内空气新鲜，让新妈妈可以心情愉悦之外，还应该注意安静。刚生产完妈妈和孩子都需要很好的休息，所以安静的环境是非常重要的。

2. 坐好月子，可预防子宫脱垂

子宫脱垂的成因是分娩后子宫韧带和盆底肌变得松弛而无弹性，使子宫容易随体位变化发生位置的改变，甚至可从阴道里脱出，由此常常会感到小腹坠痛和腰酸，但是如果在月子里可以稍加注意，就可以预防子宫脱垂。

首先产后要充分休息，经常更换卧床姿势。其次，月子里照料宝宝时，不要长久站立，避免做下蹲动作，照料宝宝常用的物品，如尿布、

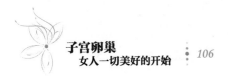

换洗衣服、奶具及洗浴用品最好放在伸手可及的地方，也不要去提过重的东西。还有就是产后不要过早跑步，走远路。但是产后在身体能够承受的情况下，也要尽早地下地适当走动，不但可以缓解便秘，还能避免剖腹产手术引起的子宫粘连。如果有便秘，要注意饮食中多吃易消化、膳食纤维含量高的食物，最好以流质食物为主；还要适当地下地活动，以促进肠胃的消化功能。如出现大便干结的情况，要使用开塞露，待大便软化后就可以排出。

3. 很多小毛病都是坐月子不当造成的

坐月子的过程，实际上是新妈妈整个生殖系统恢复的一个过程。这期间子宫、会阴、阴道的创口会愈合，子宫缩小，松弛的皮肤、关节、韧带会逐渐恢复正常。这些形态、位置和功能能否复原，取决于新妈妈在坐月子时的调养保健。若养护得当，则恢复较快，且无后患；若稍有不慎，调养失宜，则恢复较慢。

不认真坐月子也可能给身体健康埋下隐患。坐月子期间若采用了不当的饮食及生活方式，会影响全身细胞和内脏的恢复，并造成内分泌、激素严重失调以及内脏下垂。值得注意的是，内脏下垂正是所有妇科病的根源。内脏下垂可导致胀气，还会压迫神经产生腰酸背痛。产后调养不当，会引发内分泌失调、体力及记忆力减退、眼睛疲劳、黑斑、掉发等症状。产后尽量休息好，让自己心情愉悦，少用眼睛，外出注意防晒。所以，建议刚生完宝宝的新手妈妈们在坐月子期间一定要注重自身的保养，修炼成一个最棒的"辣妈"。

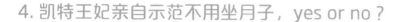

4. 凯特王妃亲自示范不用坐月子，yes or no？

2013 年 7 月 22 日，英国凯特王妃诞下乔治王子，23 日就抱着小王子在医院门前与媒体见面；2015 年 5 月 2 日凯特王妃又诞下一个小公主，生产完后不到 10 小时她就抱着小公主出现在公众面前接受大家的欢呼。

对此，我国网友不禁惊呼"王妃太猛了"，要知道当天伦敦气温只有 10 摄氏度，凯特王妃身着中袖连衣裙，光着双腿，露着胳膊，脚踩高跟鞋就这么抱着公主出来了。有网友问，王妃不用坐月子吗？还有网友说，这是凯特王妃亲自示范产后无需坐月子；也有网友说传统坐月子的观点不可弃；还有网友主张改善传统坐月子的方式……针对产后需不需要坐月子的问题，大家展开了激烈讨论。

众所周知，在中国，几乎每个产妇都会听到长辈这样"过来人"的叮嘱："好好坐月子，否则以后老了会后悔！"坐月子的传统在我国也由来已久，而西方国家的女性却没有坐月子的传统，难道东西方女性的身体差别真的有那么大吗？

其实，东西方关于"坐月子"的观念不同主要来自东西方文化差异和生活习惯的差异。对于儿童的培养，西方国家更注重的是户外活动，饮食结构也以高蛋白为主；东方的儿童升学及学业压力让他们没有时间锻炼身体提高身体能素质。另外，中国产妇一直被教导"生完孩子后必须要好好调养，否则会落下病根"的观念，虽然大部分产妇不知道未来会不会真的生病，也不知道得的病是否是真的因为坐月子

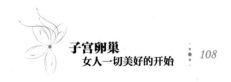
期间的疏忽，但大家都抱着"宁可信其有不可信其无"的态度。况且，几乎所有的产妇都是在婆婆或妈妈等长辈的指导下坐月子，要是提出不坐月子，家庭内战有可能就会爆发，有了这样的认知，就谁也不敢跟"坐月子"say no 了。

在中国，坐月子概念的形成是有渊源的。以前，中国人生活条件、物质条件和环境都不是很好，水质、家里通风条件都不理想，而产妇正处于抵抗力偏低的时期，所以坐月子的主要目的是让产妇预防产褥感染，包括呼吸道、消化道、泌尿道、生殖道以及伤口部位的感染。另外，要求坐月子期间产妇包得严实一点是为了防止呼吸道感染；吃东西讲究一点、水烧开并沉淀之后才能刷牙洗脸，都是为了更卫生。

而在西方，西方女性生活条件相对较好，外部环境包括水质、空气质量等都能达标，所以对他们来说中国坐月子讲究的细节可能不是那么必要。而且凯特王妃很年轻，肯定很注意孕期保健，加上她是顺产，所以不需要特殊护理。

在中国人的观念里，月子期间要多吃、多补，这是因为要强调产妇应该补充充足的营养。除了产妇要补充营养外，我们还强调母乳喂养。比如广东人强调月子里要吃猪脚姜，猪脚姜有高蛋白，含钙量高，是很好的营养补充。相对来说，西方国家饮食一直是高蛋白，所以也没有那么多讲究。

此外，关于坐月子能不能运动的问题，医生也会建议产后要有适当的锻炼，绝对不主张产妇一直躺在床上。比如产后 6 小时就要求产妇适当地活动，这样对康复更好。生产一周以后产妇可以通过仰卧起坐来增进锻炼。

时代在进步，对于中国产妇，"月子"还是要"坐"的。但是今天的"坐月子"要脱离旧观念的限制。总之，依照现在的条件和环境，产妇只要按正常生活节奏，稍微注意休息就可以了。

三、不要自己吓自己：击破被"妖传"的个个不实传闻

从成为准妈妈的那一刻起，我们的耳边就时时处处都充斥着各种所谓"过来人"的"经验教训"，像"生男孩的妈妈容易坏牙"、"新妈妈睡觉要多翻身"、"一孕傻三年"、"生孩子会让女人变老"、"坐月子不能开风扇和空调"、"坐月子不能洗澡"、"坐月子不能下床走动"等等。这些多散布于民间的消息似乎每天都在提醒我们，坐月子，要万分谨慎小心。

1. 月子里真的不能开风扇和空调吗？

中医认为，新妈妈刚生产后元气亏虚，腠理不固。"腠理"是一个中医学名词，泛指皮肤、肌肉、脏腑的纹理，以及皮肤、肌肉间隙交接处的结缔组织，它的功能是抵御外邪内侵。那么当腠理不固的时候，新

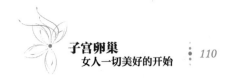

妈妈一定要注意避风寒，不能直接吹电风扇、开空调。一般来说，新妈妈刚生完宝宝汗腺分泌会比较旺盛，容易出汗，如果感到热，科学地吹风扇、开空调是有利于产后恢复的。开空调的目的是为了适度降温，只要将室温降下来就可以，可以让风扇对着墙吹，让风折返回来，这样会柔和一些，也可以把电风扇调到柔风档。

开空调则要温度适宜，不要太凉，也不要太热，坐月子的时候，新妈妈对温度的感觉会比平时的感觉稍高 1 ~ 2℃。因此，注意温度不要低，只要感觉不热就可以了。人是要适当出点汗的，如果汗排不出来，反而容易出现问题，因此，不要太贪图凉快。无论是开空调，还是吹电扇，你都要注意将衣服穿好，尽量在将所有部位遮住的情况下再吹，以防贪图凉快而受凉。

相信妈妈们也都听自己的妈妈说过，生产后要将门窗紧闭，其实这是十分危险的，尤其是在夏季，极易造成产妇中暑。即使产后体质很虚弱，经受不了风寒的侵袭，也毕竟需要保证呼吸新鲜空气的需要，长时间不开门窗就形成了封闭的小环境，随着氧气的消耗，有害气体如二氧化碳、一氧化碳不断堆积，对健康的危害是显而易见的，普通人待在里面都会不舒服，更何况是脆弱的新产妇和稚嫩的婴儿呢？

建议给产妇布置房间时，要把床布置在距离窗口 2 米以外的地方，这样外面的天气尽管寒冷，只要窗扇开得小一些，穿暖一些是不会着凉的。还有就是每天最好能保证两次通风，每次 15 分钟以上。

2. 产后几天能洗澡？

根据传统习俗，月子里不能洗澡，否则日后经常全身疼痛。因为产妇在分娩后全身皮肤的毛孔和骨缝都张开了，加之气血两虚，如果在月子里洗澡，就会使风寒侵袭体内，并滞留于肌肉和关节中，导致周身气血凝滞，流通不畅，日后出现月经不调、身体关节和肌肉疼痛。

但是产后及时清洁身体具有活血、行气的功效，可帮助产妇解除分娩疲劳，保持舒畅的心情；还可促进会阴伤口的血液循环，加快愈合；使皮肤清洁干净，避免皮肤和会阴伤口发生感染；加深产妇睡眠、增加食欲，使气色好转。因此，月子里及时洗澡对产妇健康十分有益。如果会阴部没有伤口，只要精神好转就可开始洗淋浴或者擦浴。

夏天在 2 ～ 3 天就可以洗澡，浴室温度保持常温即可；冬天在 5 ～ 7 天即可淋浴，天冷时浴室宜暖和、避风。洗澡水温宜保持在 35℃ ～ 37℃ 左右，夏天也不可用较凉的水冲澡；每次洗澡的时间不宜过长，一般 5 ～ 10 分钟即可；洗后尽快将身体上的水擦去，及时穿上御寒的衣服后再走出浴室，避免身体着凉或被风吹着。

这里还要再说一下，现在很多女孩看美剧的时候看到国外妈妈生产后立刻喝凉水之类的，也要跟着学。在国外生产的话，是没有坐月子这一说法的，有些医院会建议产妇分娩完毕就要洗澡，还有人甚至分娩一结束就喝可口可乐，吃巧克力之类的，这跟各地的习俗有关，也跟人种的体质有关，但是中国人体质还是要按照中国的传统习俗坐好月子。国外不坐月子也并不是对身体完全没有影响的，外国妇女产后肥胖比率要

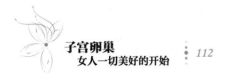

比中国妇女高很多，并且产后身体也衰老的比中国妇女相对来说快很多，这都是身体及子宫没有完全恢复所带来的影响。

3. 月子期间到底能不能下床走动?

坐月子，从这个坐字上来说，就是一定要在家里休息，不能走动的意思。那么，月子期间到底能不能下床走动呢? 月子期间虽然要注意静养，不要让自己再疲劳，但绝不要整月躺在床上。一般产后 3 天就可以下床，做一些轻微的活动。产后 8 小时可以在床上坐一会儿。如分娩顺利，产后 12 小时可以下床、上厕所。产后 24 小时可以随意活动，但要避免长时间站立、久蹲或做重活，以防子宫脱垂。

4. 生男孩的妈妈容易坏牙吗?

很多生了男孩子的妈妈事后发现，怀孕前从来没去过口腔科，结果儿子出生之后，自己就开始不断地补牙，龋齿层出不穷，这就可能和缺钙有关。因为男孩子骨骼比女孩子骨骼大，对钙的需求就大一些，准妈妈如果不及时补钙，吃进去仅有的钙就要先被孩子抢走，自己的牙就会因为缺钙而变得脆弱了。怀孕之后坐月子时，一定要注意补钙、补充蛋白质和少量的脂肪。

上篇：女人·子宫

第八章

不焦虑、不烦躁：
安心度过更年期

　　"男人四十一枝花，女人四十豆腐渣？""更年期的女人最可怕？""更年期的女人都是黄脸婆？"……这些说法都跟进入更年期你的子宫开始走向衰老有关。这种时候作为现代女性的你，切莫焦虑、烦躁，保持积极向上乐观的心情，爱自己，全身心呵护子宫，保养好子宫，它就会给你丰厚的回报，让你知道"男人四十一枝花，女人四十也不差"！

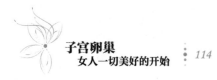
一、对抗"衰退的子宫"有妙招

女性在四十九岁前后会自然绝经，身体出现阴阳气血失调的症状，尤其是平时体质较弱的女子，再加上七情内伤的因素，一时难以适应绝经期的到来，而呈现五脏六腑的功能紊乱和阴阳失调的众多症状，这便是现代医学所说的更年期。

1. 食疗方法

女性的身体在绝经前后肾气渐渐衰退，会出现阴阳失衡、脏腑气血不调。所以中医认为，更年期与"肾"、"血"有密切的关系。那么，怎么通过食疗的方法来调节肾、血呢？还需对症选用药膳。

症状	表现形式	对症选用药膳
肾阳虚型	表现为面色晦暗，精神萎靡不振，面部浮肿，腰膝酸软，四肢发冷等。这是肾阳衰弱而出现的虚寒症。	可用仙茅10克，仙灵脾10克，生姜10克，羊肉300克（洗净切块），加适量调味品，一起放入砂锅中，大火煮沸，文火炖至烂熟即可。

肾阴虚型	表现为手足心烦热，头晕耳鸣，全身潮热、多汗。这是肾阴虚损而出现的虚热证。	可选用枸杞25克，瘦猪肉150克，青笋丝50克。将肉丝和青笋丝入油锅爆炒，快熟时加入枸杞及佐料，炒熟出锅即可。
血虚型	主要表现为手足发麻，心悸失眠，面色苍白，皮肤无华。	可用大枣25克，龙眼肉30克，小麦粒25克，生甘草5克。将小麦粒和生甘草放入锅中，加水煎到六成熟放入大枣及龙眼肉，再煮20分钟即可。

2. 小动作方法

因为更年期主要是肾虚、冲任脉虚所致，所以我们把更年期的症状分为四种类型，每种类型所表现的症状皆有所不同。

症状	表现形式
肝肾阴虚型	常会出现潮热、多汗、症状夜间加剧、头晕目眩、口干舌燥、腰膝酸软、舌红等症状。
心肾不交型	常会出现睡不着、多梦、健忘、胸闷心悸、情绪焦虑、郁郁寡欢、舌红苔少等症状。
阴虚肝旺型	常会出现潮热汗出、情志异常、情绪不稳、心情烦躁、容易发脾气、头胀头痛、眼睛干涩、眩晕耳鸣、舌红少苔等症状。
肾阴肾阳俱虚型	常会出现潮热汗出、头晕耳鸣、月经不调、经量多或淋漓不止、腰酸、畏寒，舌淡苔白等症状。

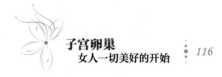

针对这四种类型的临床表现，参照以下穴位进行按摩，可以有效缓解上述症状。

潮热、汗出者：适合按摩合谷、太溪、复溜、太冲等穴位。

失眠、心悸、情绪障碍者：适合按摩百会、神门、内关、三阴交等穴位。

头晕耳鸣、眼睛干涩者：适合按摩合谷、太溪、攒竹、百会、照海等穴位。

腰酸等肾虚症状者：适合按摩气海、肾俞、关元等穴位。

二、精神压抑，
　　妇科病悄悄找上门

女人天生敏感，又加上现代女性要兼顾家庭也事业，长期持续不断的身心付出，生活节奏过快使得很多女性压力过大、精神紧张，长此以往，身体也不堪重负，身心俱疲。

其实近年高发的女性宫颈癌、乳腺癌等一些妇科病，都与精神压抑有很大的关系。中医有个说法叫"情志致病"。就是说人的情绪好坏，对五脏六腑都有影响，尤其是对肝。女人以血为本，要靠肝血来滋养。

肝经气血疏通的人，情绪平和、开朗，身体也通透，轻松快乐，就不容易出现气滞血瘀的情况，气血通畅，月经、子宫都能顺利的运行，妇科病就不会找上门。

精神压抑，使得情绪败坏，这是一个人很难控制的事情，并且如果刻意压制的话，有时会造成更严重的后果，所以保持心态平和才是根本。所谓苦难、艰辛，都只不过是人生的一种经历。这种经历，只能使我们的生命力更加旺盛，生命的韧性也更加强大。当你用一种平和的心态去看待这一切的时候，就会发现生活的美好无处不在。

三、所有的妇科问题都要去最好的医院找最好的医生吗？

如果试着在百度搜索引擎框里输入"妇科病"三个字，第一页出现的信息全都是"2015 全国妇科病排名榜"、"朝阳区最好的妇科医院"、"70 家妇科医院推荐"……虽然我们都知道百度利用第一页的显眼位置给自己的客户做广告也无可厚非，但这也恰恰反映出了当今时代的女性对自己妇科问题的关注点在哪里——"我要是出现了妇科问题就一定要去最大最好的医院找最好的医生用最高级的药才放心"，这种心态尤其

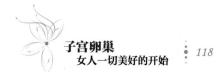

常见于更年期的女性朋友们。

虽然说女人的一生都是脆弱的，女人需要对自己的身体多加重视和呵护。对于妇科病固然不能姑且妄之，但是也不要太走极端，给自己的精神上带来不必要的恐慌和压抑感。过度医疗在医疗界是一个普遍的问题，对于妇科来说，出于女人对身体状态"绝对健康"的强烈心理需求，过度医疗更是医患双方的一种"愿打愿挨"式互动的结果。既然女人有需求，医生又何乐而不为呢？

拿宫颈糜烂来说，很多医院检查出患者有宫颈糜烂就会建议其做手术，所以才导致了中年妇女普遍的那种心态，因为觉得最好的医院就有最先进的医疗技术、最好的医生、最高级的药物，有了这些保障，自己的病一定会消失得无影无踪。所以才造成了医院妇科每天的挂号或预约都人满为患，还造成了医院床位紧张等问题。

其实，《百科全说》中的何裕民教授已经说过宫颈糜烂不是病，只是宫颈的一种正常生理反应，而且如果你的 HPV 病毒正常，细胞血正常，就完全不需治疗。如果得了宫颈糜烂，你只需平时注意卫生，少吃辛辣刺激食物，定期检查就可以了，完全不需要去吃药、塞药和动手术的。

有人说我不吃也不用西药，只喝中药。其实，不管是西药还是中药，长时间喝药真的太伤身体了，身体免疫力会直接下降，一旦身体免疫力差了吃仙丹都没用。有些妇科慢性病，如盆腔附件炎，不可能只喝喝药就会直接喝好，那些药只能缓解病情。后面都是靠自己物理治疗、休息、适当锻炼、饮食调养，这样病情才会一点一点的减轻。所谓"病去如抽丝"，真的是如抽丝一样，恢复得很慢，不可能一下就完全好的。

其实，保持一颗恬淡的心灵很重要，不要总是生气和忧郁，这些不好的心情也会对身体造成伤害。经常生气的女人，容易长斑，因为怒伤肝，所以生气长的斑又叫肝斑。

百病生于气。经常抑郁的人容易伤肺，思虑过多的人容易伤脾胃。其实得妇科病虽然很折磨人，但又不是什么不治之症，没必要那么忧伤。只要坚持，只要有信心，一定可以战胜疾病的。

上篇：女人·子宫

第九章

女人的秘密花园保养术

　　阴道炎是女性常见的妇科疾病，它的发病率每年都在持续上涨。阴道炎是很多女人的难言隐痛，在女人一生中的不一样时期，从年幼女童到少女、青年女性、中年女性到老年女性，也许都会由于不一样的缘由而遭受阴道炎的突击。既然阴道炎是我们无法回避的问题，那就让我们从心理到生理好好谈一下这个问题。

一、阴道炎是怎么回事？

阴道炎是女性最常见的妇科炎症之一，是由多种病原体感染或局部刺激导致阴道内酸碱失调而引发的炎症。这种病的特点很鲜明，如果白带呈白色、稠厚，或者色黄，豆腐渣样，并且感到外阴瘙痒难忍，基本就可以判定是阴道炎了。阴道炎并不难治，但是却容易复发，很多女性朋友是反复治疗，反复发作。

引起阴道炎的原因很多，首要因素是自身抵抗力不强。人体的抵抗力很强，在正常情况下是难以被各种病原体、细菌病毒所感染的，但是因为体质弱、大病、熬夜、心理压力等原因导致身体抵抗力下降的话，就容易给病毒可乘之机，从而引发感染。再有就是性伴侣有生殖泌尿道炎症或者包皮过长，通过同房会把相关的病原体带进女性阴道，引发阴道炎。

阴道炎的种类也有很多，主要有以下九种：

1. 滴虫阴道炎：致病原是阴道毛滴虫，经过性交传播或直接传播（洗浴、游泳或接触被污染的衣物、敷料及器械等）。首要体现为外阴瘙

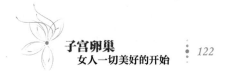

痒、白带增多、白带变为淡黄色泡沫状。严重者白带会混有血液或兼有灼热感、性交痛，伴有尿道感染时有尿频、尿痛或血尿。

2. 霉菌阴道炎： 致病原是白色念珠菌，多发作于长时间服用激素或抗生素的女人、糖尿病患者及孕妇身上。感染路径主要是性交、洗浴或接触被污染的衣物感染等。主要体现为有豆腐渣样白带及外阴瘙痒。

3. 加特纳菌性阴道炎： 致病原是加特纳杆菌，可经过性交感染。尤其在性关系紊乱的人群中，加特纳菌性阴道炎发病率较高。加特纳杆菌致使的感染多见于性生活紊乱女人。病人在急性时期可体现为白带增多，有鱼腥或氨的臭味，外阴湿润不适，常伴有阴道灼热感、性交痛及外阴瘙痒。

4. 淋菌性阴道炎： 致病原是淋病双球菌，主要经过不洁或紊乱的性交而传播。也有少量人因借穿感染淋球菌的泳衣或经过淋球菌污染的浴缸、坐便等直接感染。其体现为下腹部痛苦、阴道排泄物增多、呈脓性白带，阴道口红肿疼痛等，如不及时医治，可转为慢性妇科炎症，有10% ~ 20%的此类病人会呈现不孕或宫外孕。

5. 幼女阴道炎： 此病多见于穿开裆裤的小女孩。发病缘由往往是小女孩在游玩时坐在地上，或将手指直接捅进阴道，或往阴道里置放异物，致使外阴、阴道受感染，从而诱发阴道炎。首要体现为外阴红肿、阴道内流水样排泄物、阴道灼痛或疼痛难忍。

6. 少女初潮阴道炎： 女孩子首次来例假，由于羞涩和对例假的模糊认知，她们一般不明白或不注意经期卫生，乱用不洁净的清洁纸，致使病菌趁机在外阴部侵犯和繁衍，引起初潮阴道炎。其特点是：会阴部有下坠及灼热感，阴道排泄物增多，乃至呈脓性。由于阴道排泄物增多影响尿道口，病人会呈现尿频、尿痛等体现。

7. 紧裆裤阴道炎：这种阴道炎是由于女子常常穿紧裆裹臀的三角内裤和高弹紧身的健美裤导致的。有些爱美的女孩常喜爱穿暴露体形曲线的紧身裤。这类裤子紧裆、包臀。其布料密不透气，使阴道排泄物和汗液不易发出，适合细菌滋生繁衍，易致使阴道炎。此类阴道炎的首要体现是：白带过多、阴道和巨细阴唇瘙痒，并伴有尿频、尿急等体现。

8. 老年性阴道炎：绝经后妇人的多见病，绝经后的妇人由于雌激素缺少致使部分抵抗力下降，而使病菌趁机滋生繁衍致使阴道炎。其体现是外阴瘙痒或有灼热感，严峻时可有尿频、尿痛、阴道排泄物增多且呈淡黄色，或有血性脓样白带，并伴有臭味等体现。此刻病人应进一步查看以扫除肿瘤的可能性。

9. 孕期阴道炎：女人在怀孕时期，由于激素水平升高，排泄物添加，阴道内的酸碱度发作改动，寄生于阴道内的细菌也会随之活泼起来，进而致使阴道炎。女人在怀孕之前最佳查看一下自个是不是患有阴道炎。假如有的话，应完全医治后再怀孕。由于怀孕前医师能够斗胆用药。

二、有些阴道炎纯粹是被治出来的

有很多女性朋友，在做孕前检查或者常规检查的时候，会发现白带清洁度 3 度，衣原体阳性等，一张化验单，好几个"+"号，然后被告知有阴道炎，接着就是一大堆的冲洗液，塞的药，本来身体没什么不适感，经过这次检查以后，长期的治疗使人心情郁闷的同时，又破坏了阴道菌群的平衡，反而使身体不适感明显加强。这种情况对身心的伤害都是非常大的，所以女性朋友更加有必要了解这些妇科疾病的常识。

正常女性阴道白带中是存在很多细菌种类的，但是因为彼此处于一种平衡状态，并不会导致疾病的发生，如果没达到疾病诊断的标准而进行治疗，那么真的疾病就自己来了。所谓是药三分毒，其实各种医疗措施都是一把双刃剑，用的得当可以治病，用的不得当也是可以致病的。所以除非查到有一些属于传染病病原体，这时即使没有症状，也需要及时治疗，其他情况，只要没有不适感，如阴部痛痒、灼热、小便急频、白带发臭等，人体会通过自身的自我修复功能，慢慢使其自我治疗，并且也不影响怀孕，也不会传染给丈夫和胎儿。但是现在遇到这种情况，患者却被广泛而长期地治疗，并且还大量地使用抗生素治疗，这才是真正可怕的事情。

三、得了阴道炎，我该怎么办

　　女性患阴道炎是一件很正常的事情，主要是由于女性在日常生活中没有注意个人卫生或者是因为性生活不节制导致的。所以如果得了阴道炎，千万不要因为这个病给自己太大的心理压力，女性阴道炎虽然不严重，在日常生活中也要注意保持适度清洁，性生活也要注意节制，少用避孕药等。如果发现自己白带异常或者是身体有异味，可以到医院检查，确定自己是不是阴道炎。如果是就积极接受治疗，同时从自身做起重视阴道炎的护理问题。

　　对于阴道炎的治疗，由于引起阴道炎的原因有很多种，应该根据不同原因引起的阴道炎进行对症治疗，从心理到生理，双管齐下，辅以实用有效的治疗方法。

❀ 心理和精神疏导

　　美国一项研究报告认为，心理压力过大有可能增加妇女患细菌性阴道炎的风险。心理压力过大一般有两种表现：一种是逃避问题，明明自己已经感觉到了明显的不适、白带异常、有异味等，却还是置之不理，或者是已经查到有一些属于传染病的病原体，虽然还没有症状，但也不去及时治疗，任其发展；一种是过于紧张，没有查到有关致病的病原体，也没有明显的不适感，却紧张过度，急着去找医生或专家，乱用药

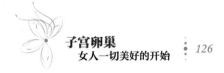

治疗，结果反而适得其反。

这两种心理状态都是不可取的。已经患了阴道炎的患者要注意听从医生的嘱咐，稳定情绪，适当减压，放松心情，每天保持好的心态。同时加强锻炼，增强体质，提高自身免疫功能。积极消除诱发因素，增强患者机体免疫力和阴道自我修复功能，以及时治疗生殖器官的各种炎症。没有患阴道炎的女性朋友也不要过度紧张，要相信只要你放松心态，注意外阴卫生、保持性生活洁净、增强体质，阴道炎就不会轻易找上你。

但是无论你有没有患上阴道炎，在医生面前千万不要因为羞涩或讳疾忌医而隐瞒一些私密却很重要的问题，以免耽误自己病情的诊治。

❀ 生活调理

要注意个人卫生、保持外阴的洁净和干爽；还要勤洗换内裤，不与他人共用浴巾、浴盆；穿纯棉质地的内裤；内裤要单独分开洗；患病期间使用过的浴巾、内裤等均应煮沸消毒。

另外，对于有性伴侣的女性朋友们，治疗期间应禁止性生活，或采用避孕套以防止交叉感染。月经期间一定要避免阴道用药及坐浴。反复发作者还应检查丈夫的小便及前列腺液，必要时反复多次检查。如果为阳性，夫妇应该一并治疗。

❀ 注意消毒

很多人都喜欢把毛巾晾在卫生间，但其实这样阴冷潮湿的环境其实是最适宜毛巾上的念珠菌生长的。这也是很多女性"无缘无故"患上阴道炎的原因。毛巾、内裤等个人物品最好能晾在晒到太阳的地方。已经感染了阴道炎的女性最好定期把内衣内裤放到刚煮沸的开水里烫10分钟，因为这样做能起到很好的杀菌作用。

❀ 治疗难缠的阴道炎：各种疗愈药品

对于患了阴道炎的女性，每次看完医生后，从医生那儿抱回家一大堆各种栓剂、洗剂、泡腾片等药品。这是很正常的现象。但是关于这些瓶瓶罐罐你又了解多少呢？

上面举出的3类药物都以疗效好和品牌知名度高为显著优势。另外，恩威洁尔阴的一个很大的特点就是价格便宜；修正消糜栓的纯中药制剂和副作用小是其比较突出的特点；而在所有妇科外用药的推荐率中以绝对领先优势高居榜首的达克宁栓在疗效和品牌知名度上都是最好的。

达克宁栓	主要用来治疗念珠菌引起的阴道感染和革兰氏阳性细菌引起的重复感染的阴道给药。有项调查显示终端店员在对妇科外用药进行销售时推荐的品牌中，选择推荐达克宁栓的店员比例高达80%，是目前最高的。
恩威洁尔阴	恩威洁尔阴是一种对皮肤、外阴、阴道炎的繁多致病病原体均有杀灭作用的外用中药洗液。它是继达克宁栓之后的另一个实力比较强的妇科外用药品牌。
修正消糜栓	修正消糜栓是用于湿热下注所致的带下病，症见带下量多、色黄、质稠、腥臭，阴部瘙痒，滴虫性阴道炎，霉菌性阴道炎等的阴道给药。

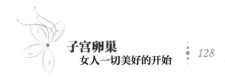

上面所介绍的 3 类药物仅供参考。女性朋友们在购买这类产品时，如果不清楚自己所患炎症的种类的话，应该谨慎选用药物。当第一次出现病症或判断不清时，一定要去医院看医生。当能够自己判断症状、病症较轻时就可以自己去药店买药了。另外，如果实在拿不定主意或难以启齿，可以询问比较有经验的营业员。

❀ 饮食进补

阴道炎患者饮食宜清淡，忌辛辣刺激，以免酿生湿热或耗伤阴血。注意饮食营养，增强体质，以驱邪外出。我们也给大家准备了预防和治疗阴道炎的小食谱，大家不妨学一下。

西红柿炒藕丁	**材料：**莲藕100克，西红柿100克，青豆50克。 **调料：**盐、鸡精、水淀粉各适量。 **做法：**①莲藕切丁，西红柿切块，青豆洗净。 ②青豆焯至八成熟，捞出沥干水分。 ③锅下油烧热，放入藕丁炒到五成熟，再放入青豆、西红柿，加盐、鸡精炒匀，待熟时，用水淀粉勾芡，装盘。 **营养功效：**本品有清热解毒、凉血平肝的功效，对阴道炎患者有一定的食疗效果。
红油竹笋	**材料：**竹笋300克。 **调料：**盐、味精、红油各适量。 **做法：**①竹笋洗净后，切成滚刀块，备用。 ②再将切好的笋块入沸水中稍焯后，捞出，盛入盘内。 ③淋入红油，加入其他调味料一起拌匀即可食用。 **营养功效：**本品有滋阴凉血、清热利尿的功效，阴道炎患者食用尤为适合。

胭脂春笋尖	**材料：**春笋尖300克。 **调料：**盐、味精、玫瑰醋各适量。 **做法：**①春笋尖洗净，切成丝。 ②锅内注水烧沸，放入春笋丝焯熟，捞起晾干后置于盘中。 ③加入盐、味精、玫瑰醋拌匀即可。 **营养功效：**本品有清热利水、益气和胃的功效，对阴道炎患者有一定的食疗效果。
香椿芽拌莴笋丝	**材料：**莴笋200克，香椿芽200克。 **调料：**盐、味精、生抽、芝麻油各适量。 **做法：**①莴笋切丝，香椿芽洗净。 ②将准备好的原材料放入开水中稍烫，捞出沥干水分。 ③加入盐、味精、生抽、芝麻油搅拌均匀即可食用。 **营养功效：**本品有清热利尿、健脾和胃的，阴道炎患者尤其适合食用。
爽口莴笋丝	**材料：**莴笋180克，甜椒3克。 **调料：**盐、鸡精、醋、生抽各适量。 **做法：**①莴笋洗净，去皮，切成细丝，放入开水中焯熟，沥干装盘，甜椒洗净去籽，切成细丝。 ②将盐、鸡精、醋、生抽调成味汁。 ③将味汁淋在莴笋上，撒上甜椒即可食用。 **营养功效：**本品有清热解毒、利尿生津、健脾和胃的功效，适合阴道炎患者食用。

四、不同年龄段的私处护理，你知道怎么做吗？

女性娇嫩如花的私密地带是非常脆弱的，非常容易受到外界和病菌的侵扰。因此需要与身体区分护理。稍不注意私处的卫生就可能会引起感染。相信这也是诸多女性朋友们的难言之隐。大家都知道私处的重要性和特殊性，也知道私处要每天清洁，不能潮湿，洗浴毛巾和内裤必须单独洗、用高温或紫外线消毒。但是除了这些我们还可以怎样做来呵护我们的"秘密花园"呢？要知道不同的年龄段是有不同做法的，有很多女性还是不甚了解，接下来为大家详细介绍。

1. 二十岁女性：享受零感染的新鲜爱

❀ 每天3杯鲜榨果汁，增强阴道免疫力

有一项日本的健康调查表明，每天喝 3 杯鲜榨果汁，可以让女性的阴道感染几率降低 34%。这是因为果汁中含有大量的纤维和维生素 C，不仅可以令阴道更加有弹性，还可以在阴道壁上形成保护膜，以在细菌侵入的时候，增加阴道的自我保护能力。另外，在性爱前男女双方都应该先清洗自己的性器官，这样就可以大大降低阴道炎的发病率。性爱

后，请立即喝 1 杯果汁，补充体内所流失的营养，也为疲劳的阴道注入能量，在第一时间降低阴道被致病菌感染的几率。

❀ 选对适合的套套，减轻阴道的摩擦

你认为每种套套都是通用型？当然不是，拥有不同味道、不同表面的套套们，也有不同的型号供选择。如果他用了过大或过小的套套，都会使你的阴道倍受摩擦，不但让你享受不到性爱的甜蜜，更容易让一些细菌残留在阴道内，从而导致炎症，甚至还会增加宫颈糜烂的几率，或者出现盆腔炎等症状。在国内，套套的型号一般分为大号 35 毫米、中号 33 毫米、小号 31 毫米三种。请让他选择合适的套套，为你的 V 地带减少那些不良摩擦吧！

2. 三十岁女性：零压力提高代谢能力

30 岁是女人最为敏感的年龄，告别了青春时代，此时人体的新陈代谢的速度慢慢下降。另外，30 多岁的女人正值职业高峰期，工作和生活的双重压力施加在自己的身上，神经处于紧张状态，生物钟紊乱，内分泌也变得异常。

❀ 3分钟萝卜蹲，360° 锻炼私密处

30 多岁的女白领大都有久坐不动的习惯。阴道肌肉得不到运动，使得卵巢健康频频亮起红灯。你可以试试萝卜蹲。通过蹲和起的过程，带动阴道深处的肌肉运动，从而带动卵巢，让私密地带 360° 动起来！

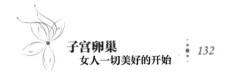

❀ 静坐，调和内分泌

印度健康专家曾指出："在如此高速度的生活中，静坐的减压效果最好。"如果再配以有助于妇科健康的香薰精油，就可以有效地调和内分泌，让阴道的情况由阴转晴。临睡之前，可以将杀菌作用强大的茶树精油滴入精油灯，让香气遍布整个卧室，然后全身放松，盘腿坐于床，手掌相对放在腿上，闭目养神，将头脑放松，深呼吸，15 分钟后缓缓张开双眼，再静坐 3 分钟。精神放松了，内分泌正常运转了，妇科疾病自然也会离你远远的。

3. 四十岁女性：调节腺体分泌达到零衰老

40 岁是女人的分界线，卵巢分泌的雌激素开始减少，月经开始出现不规律的症状，月经期变得不整齐，阴道变得很干涩、愈发松弛，甚至在性爱时还会有疼痛的感觉。此时你也会发现，自己的衰老现象在加重，而且身体总有力不从心的感觉。于是，你不禁会叹息："唉，真的开始老了！"真的一定会这样吗？

❀ 食补帮你润滑

对于 40 岁以上的女人来说，想要湿润阴道，单纯地使用外用润滑剂不能从根本上解决问题，并且容易产生依赖性。这个时候，食补是最为有效的方法。一定要多吃大豆、花生、玉米、蚕豆、芸豆这些带皮的谷物。因为其中含有丰富的维生素 B2，能积极参与体内细胞生长、新陈代谢，有助于调节腺体分泌、保护黏膜细胞，从而增加私密处的润滑度。而这几种食材的最佳烹饪方法就是在清水中加入花椒、大料、盐等调料后，煮熟即可。这样食用营养最全，效果最佳。

❀ 50秒平躺锻炼

月经不调、性爱次数越来越少，让阴道内肌肉变得松弛，从而导致弹性也有所缺失。所以，通过有效的运动可以令阴道内肌肉重新恢复活力。你可以试试这样做：平躺，双膝向上弯曲，膝盖并拢，在缩紧臀部的同时收缩阴道、尿道，以达到同时运动的目的。每个收紧的动作最好坚持数秒再放松，每天坚持30次以上，几个月后，你就会发现变化。另外，适当的体育锻炼也会增强你的活力，还能使你身体健康、塑造完美体型，何乐而不为呢？

五、选择私处护理液几大须知

现在市面上有很多层出不穷的私处洗液或护理液等。面对纷繁种类的洗液，很多女性朋友，尤其是有了性生活之后的女性朋友，都很关心私处用洗液的选择。下面，就让我们来一起来了解一下有关私处护理的洗液选择的问题。

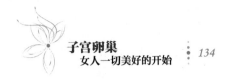
种类繁多的护理液大致可分成三类：

"妆"字号属于日用化妆品类，主要作用是清洁污垢，滋养私处的皮肤或黏膜、祛除不良气味。

"消"字号属于消毒用品类，指用化学、物理或生物的方法消灭或消除环境中的致病微生物，以达到杀菌消毒的目的。

"药"字号属于药品，有严格的生产检测手段，最为权威，效果确切。需详细注明主要成分、功效、用途、使用方法等，一般只在医院和药房销售。

"消"字号和"药"字号洗液都有治疗作用，应慎重使用，使用时最好向医生咨询。"妆"字号洗液并不神秘，普通沐浴露、洗发水、洗面奶其实都为"妆"字号，而"妆"字号的私处洗液性质较温和，没有太多的药物成分，只是在 PH 值上略作调整，可以日常使用。

目前市面上较受欢迎的"妆"字号私处洗液主要有家芙纳恬静和夏依。

家芙纳恬静来自宝岛台湾，原料全部产自法国，所含的珍贵纯有机萃取物，保证零负担吸收。有长达 24 小时的滋润时效；提供有利于益生菌生长的环境；反击异味、瘙痒、灼热、白带等症；全植物配方，能温和无刺激地杀菌。

夏依经临床验证、低敏测试和 PH 值平衡测试，拥有完整的护理系列，特别针对女性生理周期和阴道环境设计，从外用清洁到内阴清洁，从常规护理到特殊护理，覆盖清洁、干爽、净味、滋润、保养等功能，全方位呵护女性的生理健康。购买夏依时候要注意产地，因为国内上架的夏依品种很少，只有洗液、湿巾、香雾三种，一般洗液较为常见，买的人也较多。而其他地方比如中国台湾、泰国、美国夏依的产品就多得多了。

以上两种品牌的洗液都是在全球热销且受广大消费者喜爱的。但是还是要提醒大家，购买时要谨慎，谨防假货。

很多女性如果私处瘙痒、白带异常、有异味，面对这些常见的妇科问题，都会首选护理液作为"治病"的方式，甚至有些女性没有症状也照常作清洁护理用品使用。对此，专家表示，不建议女性长期自己购买护理液，更不建议将其作为药用。

六、紧而不松——
给阴道做体操和护理

阴道松弛是女性随着年龄的增长出现的一种正常的生理状况，主要是产后女性出现这种情况较多。阴道松弛严重的话会降低夫妻生活质量。西医认为自然生产甚至人流均会引起弹性纤维的断裂萎缩，使得肌肉松弛。有很多产妇由于产道被反复损伤，阴道自然变得比较松弛。有些体质虚弱的产妇，虽然阴道损伤不严重，但是其恢复也很慢。还有另

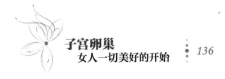

一些是由于妻子的阴道口在长期的性生活中被丈夫的阴茎撑大了，阴道才会松弛下来。

阴道松弛除了会影响夫妻性生活质量，还容易使阴道发生感染，尤其是阴道松弛使得阴道壁不能紧贴，阴道经常处于开口状态，就很容易发生细菌感染；其次，阴道松弛容易造成女性应力性尿失禁，一般四五十岁的女性易患此病。最后，女人的容颜开始变老，阴道松弛会导致女性早衰，失去往日的色泽。据统计，80%的产后妇女和90%的30岁以上妇女都会有不同程度的阴道松弛。

因此，缩阴成为女性为提高夫妻性生活质量的一种方法，常用方法有缩阴运动、缩阴产品和缩阴手术。

❀ 缩阴运动1——阴道紧缩操

具体做法：在小便的过程中，有意识地屏住几秒钟，稍停后再继续排尿；

便后或者空腹时绷紧耻骨尾骨肌，保持5秒钟。一天可以尽量做很多次，50次左右。长期坚持还可以预防大小便失禁。（做的时候岔开双腿的话效果会更显著）

❀ 缩阴运动2——卧式训练

靠床沿仰卧，臀部放在床沿，双腿挺直伸出悬空，不要着地。双手把住床沿，以防滑下。双腿合拢，慢慢向上举起，向上身靠拢，双膝伸直。当双腿举至身躯的上方时，双手扶住双腿，使之靠向腹部，双膝保持伸直。然后，慢慢地放下，双腿恢复原来姿势。

❀ 缩阴运动3——提肛运动

在有便意的时候，屏住大便，并做提肛运动。经常反复，可以很好地锻练盆腔肌肉。

❀ 缩阴产品应慎用

大多数所谓的缩阴产品均自称为植物精华提取物、中草药天然成分或古代中药配方等等。事实上，这些产品有的可能根本就没有任何有效生物活性分子，配方不科学，还有可能因为生产质量达不到国家卫生标准。女性服用后，阴道反而很可能受感染；有的产品可能确实含有有效活性分子，但基本上此类产品都会含植物雌激素或叫类雌激素样成分，有的可能直接被加入了雌激素。女性阴道及其它生殖性系统对于雌激素样成分非常敏感。对于年轻健康女性，如果没有被查出有雌激素水平低下等问题，长期服用此类产品，可能会导致阴道壁增生、月经不规则、肥胖等问题，甚至发生阴道肿瘤、卵巢肿瘤、子宫肌瘤、乳腺肿瘤等严重疾病。就算是中老年女性，也需要主动检测体内的雌激素和孕酮水平，如果都不是在正常值范围内，也必须谨慎使用此类产品，需要在相关专业人员的指导下使用。

❀ 缩阴手术

对于严重的阴道松弛患者，光靠锻炼收效甚微，必须通过手术方式改善阴道环境。阴道缩紧术就是针对女性上述生理变化，为提高夫妻性生活质量及治疗尿道、膀胱及直肠膨出而设计的一种妇科整形手术。手术根据患者的不同年龄、阴道松弛及会阴损伤的不同程度进行修补。通

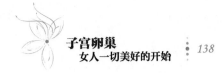

过手术修复损伤和松弛的肌肉和筋膜，使阴道弹性增强，松紧度变得合适，裂伤的会阴修复后恢复到产前状态。术后不仅外观令患者满意，解除了患者心理上和生理上的痛苦，并提高了生活质量，恢复了女性的自信心。同时有利于预防和治疗因盆底组织松弛而导致的子宫脱垂及阴道前后壁膨出等疾患。大量病例临床观察结果表明，手术后病人反应良好，性生活质量提高，因阴道松弛导致的膀胱、直肠症状消失，无任何后遗症，手术中也不会有风险。

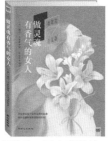
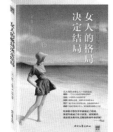
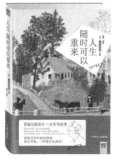

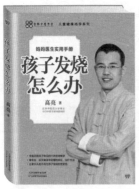

ISBN 978-7-5308-9369-2

孩子发烧怎么办

出版社：天津科学技术出版社
定价：32 元　开本：16 开
出版日期：2015-3

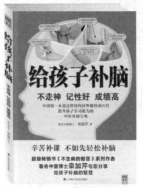

ISBN 978-7-5390-5231-1

**给孩子补脑：
不走神、记性好、成绩高**

出版社：江西科学技术出版社
定价：32 元　开本：16 开
出版日期：2015-3

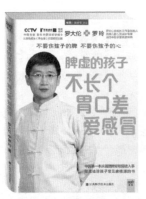

ISBN 978-7-5390-5178-9

**脾虚的孩子不长个、胃口
差、爱感冒**

出版社：江西科学技术出版社
定价：32 元　开本：16 开
出版日期：2014-9

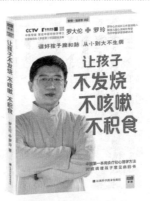

ISBN 978-7-5390-4791-1

**让孩子不发烧、不咳嗽、
不积食**

出版社：江西科学技术出版社
定价：32 元　开本：16 开
出版日期：2014-1

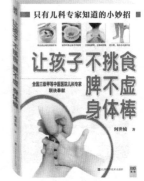

ISBN 978-7-5390-5209-0

**让孩子不挑食、脾不虚、
身体棒**

出版社：江西科学技术出版社
定价：32 元　开本：16 开
出版日期：2014-11

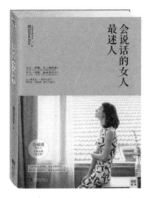
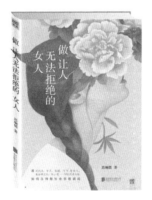

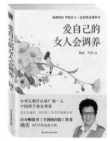

《爱自己的女人会调养》

百万级畅销书《手到病自除》作者
杨奕奶奶写给女人一生的体质保养书
2015专为女性健康量身打造的暖心之作

女人会有很多不方便与医院就诊的问题，本书就是让你不仅依靠医院的治疗，自己就可以通过按摩反射区、贴耳豆、艾灸拔罐、泡脚敷脐等简单易学的方法调理身体，自查自诊，自我调理，将疾病控制在未病、控制在早期。

出版社: 江西科学技术出版社
定价: 39.9元　开本: 32开
出版日期: 2015-4

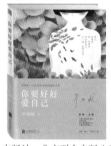

《你要好好爱自己》

中国第一心灵作家毕淑敏 30年写作生涯巅峰之作，送给所有在疲惫中忘记爱自己的人

本书讲了女人在生活和自身成长中可能会遇到的一些问题，比如忧郁、孤独、童年的创伤、结束一段情感关系或者失去一些生命中重要的人，其他让人身陷困境的挫折等等，也讲了一些美好的人和事。毕淑敏以一个心理医生的冷静睿智和一个作家的温暖体恤带给我们力量：你要好好爱自己，接受自己的身体、容貌，接受自己的不完美，去挖掘自我身心的美好。

出版社: 北京联合出版公司
定价: 39.9元　开本: 16开
出版日期: 2015-4

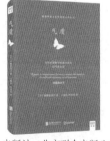

《气质》

献给希望永远优雅迷人的女人

畅销10年《优雅》姊妹篇!《解忧杂货店》第一中文译者 王蕴洁 最新译著。与法国时尚界泰斗齐名的日本时尚艺术大师 加藤惠美子 经典作品，畅销50万册。

从修饰完美的体型、培养富有层次的眼神到服饰风格、色彩的巧搭，从修炼从容的心境到审美趣味的提升……

加藤惠美子将她的天赋运用到一切与时尚和美有关的事物中，帮助女人永远保持优雅、精致与高贵、和谐。

出版社: 北京联合出版公司
定价: 39.9元　开本: 32开
出版日期: 2015-5

上篇：女人·子宫

———— 第十章 ————

百万网友最关心的女性
小问题

　　"做女人难"——这似乎是百万女性网友的心声，随着年龄增长，各种妇科疾病就会接踵而至。智慧的女人懂得从生活点滴细节做起，让自己的子宫免于这些伤害，做一个无忧无虑的幸福女人。其实，做女人并不难，搞清楚那些困扰着你的小问题，你也可以自信地说："做女人，挺好！"

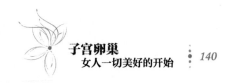

一、每三个女生，就有一个遇到子宫肌瘤

现在，人们最不愿意听的诊断报告就是"瘤"这个字，但凡什么病，跟瘤沾上关系一下就让人精神紧绷，心里不安。子宫肌瘤却不一样，它是女性最为常见的一种良性肿瘤，每三个女人，就有一个遇到子宫肌瘤，并且在得了子宫肌瘤以后，除了一些人月经会有所改变外，很多人不会有任何的感觉，都是做常规妇科检查的时候才会发现。

子宫肌瘤是一种激素依赖性肿瘤。雌激素和孕激素是促使肌瘤生长的主要因素。平时有月经的正常调节，激素水平变化不大，对于肌瘤的刺激也很小，但是在孕期，体内会产生大量的雌激素和孕激素，对肌瘤来说，这就像打了一针催生剂，所以怀孕后，肌瘤大多增长很快。

通常情况下，20岁以下的少女很少有患子宫肌瘤的，这种病的高发年龄段在30～50岁之间。现代中医认为，女性发生子宫肌瘤的比例之所以这么高，与现代女性生育次数减少有很大的关系。女人每一次怀胎过程中，所有气血都向子宫集合，怀胎十月，气血对子宫能量和营养的补充，是千载难逢的机会。生产的过程中，体内积累的各种废物也能彻底排清，所以每生育一次，都是对子宫的一次历练，子宫肌瘤也就无处安家。现代女性生育次数很少，有的人甚至一次都没有，子宫的瘀血没有被彻底清除的机会，在原本该长孩子的地方，却生长了肌瘤，这也是值得我们现代女性反思的地方。

二、子宫肌瘤、子宫肉瘤，
一字之差要分清

子宫肌瘤与子宫肉瘤就一字之差，但是结果却大不相同，我们一定要区分清楚。首先从性质上来说，子宫肌瘤是比较常见的一种良性肿瘤，而子宫肉瘤是一种罕见的高度恶性肿瘤。还有从发病人群来看，子宫肌瘤好发于30～50岁的女性当中，而子宫肉瘤发病年龄为50岁左右。从症状来看，有子宫肌瘤的人，一般没有有明显的症状和不适感，而子宫肉瘤则会有阴道异常出血、腹部包块、腹痛、阴道分泌物增多（浆液性、血性或白色，有感染时可为脓性、恶臭）等，晚期患者盆腔包块浸润盆壁，可伴随消瘦、贫血、发热、全身衰竭等病症。

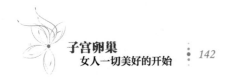

1. 小心你的化妆品招惹子宫肌瘤

女性朋友们爱美是天性，经常会化妆来增添美感，但是在化妆的时候，化妆品的一些原料就可能悄悄地渗入了女性的身体，从而引发子宫肌瘤。

既然子宫肌瘤是一种激素依赖性肿瘤，那么激素就是直接刺激肌瘤增大的首要因素，所以含有雌激素的任何东西，都有可能让原本停滞生长的肌瘤重新开始增长。这其中化妆品也脱不了干系。化妆品是女性接触和吸收激素的很频繁的一个途径。许多女性在使用化妆品后会出现皮肤光洁、精力充沛的现象，这往往与产品中含有雌激素有关。

很多含有雌激素的化妆品长期使用后会导致体内激素水平异常。如果身体内已经长了子宫肌瘤，那么在选用化妆品的时候一定要慎重对待。

2. 让人虚惊一场的"子宫肌瘤"

近几年，我们的生活水平提高了，但是患子宫肌瘤的女人却越来越多，大多数都是在做孕检和常规体检的时候突然发现的。很多女性在毫无妇科病认知的情况下，听到这个消息就会异常惊恐。虽然这是妇科常见病，但是我们需要用一种直观和正面的态度，来看待子宫肌瘤。

子宫肌瘤是女性生殖器官中最常见的一种良性肿瘤，也是人体中最常见的肿瘤之一，又称为纤维肌瘤、子宫纤维瘤。发生恶变的几率很小。子宫肌瘤患者无明显症状，且无恶变征象，可定期随诊观察。不过一旦患上了子宫肌瘤，我们也需要想办法来治疗子宫肌瘤才好，免得子宫肌瘤恶化。子宫肌瘤的患者只要明确了病因并且找到好的治疗方法，那么子宫肌瘤是可以治愈的。

3. 子宫肌瘤是从小就埋下的祸根

肌瘤是什么？从中医的角度来说，人体内外上下之包块、疮疡、瘤等诸证，叫做"痰包"，子宫肌瘤正是中医说的"痰包块"。《医宗金鉴》有说："气血痰涎凝滞，日久聚结不散，肿块逐渐增大。"由于人体脏腑失去正常生理功能，再加上寒热、气火等原因，影响了津液的正常输布与运行，湿聚不化，形成了痰。从饮食上来说凡是这种甜的、油腻的、难消化的东西，都是能产生痰湿的东西。而现在这个物质丰富的时代，从小孩开始，甜品、蛋糕、点心等食物吃得太多，都是产生痰湿的来源。

《景岳全书》："五脏之病，虽俱能生痰，然无不由乎脾肾。盖脾主湿，湿动则为痰；肾主水，水泛亦有痰。故痰之化，无不在脾；而痰之本，无不在肾。"中医认为，体内的痰湿，本为引发诸多疾病的祸首，包括肿瘤、癌症。所以，从小孩子两三岁的时候，我们就要从饮食上注意，少给孩子吃各种甜食、煎炸油腻的食品，这样，等孩子长大之后，得肿瘤的概率就小得多。

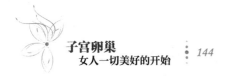
三、一代天后梅艳芳患的宫颈癌

一提起宫颈癌这个病，我们会不自然地把它跟天后梅艳芳联系起来。从 2003 年 8 月香港媒体报道了梅艳芳的病情之后，仅仅 4 个月，梅艳芳就撒手人寰，而使梅艳芳红颜薄命的原因就是宫颈癌。

据了解，就在梅艳芳得知自己患癌症的时候起，如果定期到医院接受治疗，病情还可以得到有效控制。但她为了演艺事业以及逃避媒体追访，很少到医院接受治疗。结果，直到病情开始恶化，据称她曾试过做运动及服用维生素丸，包括补血丸，以抵抗疾病，但收效甚微，才不得不紧急入院治疗。

对成年女性来说，时常都有可能受到宫颈癌的困扰。宫颈癌不仅给女性身体健康造成了严重的威胁，同时也给女性朋友们的工作和生活带来很大的影响。但是如果做到以下几点，宫颈癌是可防可治的。

首先，每年至少一次妇科检查，宫颈癌从癌前病变发展到中晚期宫颈癌，一般有 10～15 年的时间。在这段并不算短的时间里，每一次妇科检查都可能是患者自我拯救的绝好机会；一旦错过，生命在与疾病抗衡的过程中就丧失了优势。

其次就是在同房时使用避孕套，宫颈癌发病与Ⅱ型疱疹病毒感染有关，若性伴侣是此病毒的携带者，就会通过同房使女性被感染而患宫颈癌。

再次就是远离香烟危害，香烟含有较多的致癌物质，这是不容争辩的事实，吸烟女性比不吸烟女性患宫颈癌的机会高出 2 倍。这就是致癌物质在体内积聚引发所致。

下篇：女人·卵巢

第一章

卵巢年轻，你就年轻

　　卵巢是女性重要的性腺器官，掌管着女性生殖与内分泌两大重要功能。可以说女性能焕发青春活力，卵巢的作用功不可没。如果卵巢功能良好，分泌的雌性激素充足，不但女人的肤质和肤色焕发青春光彩，还能让身材也保持年轻状态。所以说，卵巢年轻，女人就年轻。

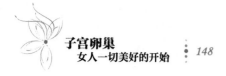
一、身体的"生物钟"：卵巢

有人说卵巢是女人的秘密花园，女性渴望花园的花季，期待花季不败，盼望能永远保鲜。卵巢所分泌的雌性激素中对女性最重要的就是雌激素和黄体素。雌激素可以保持肌肤嫩滑，使骨骼结实，而黄体素的作用是使子宫内膜产生变化，让受精卵容易着床，帮助受孕。这两种激素是女人魅力的两大源泉。健康的卵巢，会让女人更青春、更健康。

卵巢的形态和大小随着女性年龄增加发生着改变。一个幼年的女孩，她的卵巢表面平滑。随着年龄增长，发育成熟之后，卵巢的表面往往会变得凹凸不平。而且，同一个人左右两侧的卵巢大小也会不同。一般情况下，左侧的卵巢会比右侧的卵巢稍大。当一个可爱的女婴来到人世间，发出第一声娇嫩的哭声时，卵巢也随之开始了漫漫生命之旅。

女性从一个小女孩到一个青春年华的少女，不仅外在改变了很多，内在的卵巢也有一个非常大的变化。在 12 ~ 14 岁时，女孩开始进入青春发育期，卵巢也开始了周期性的工作——排卵。每隔 28 天，卵巢就会有一次排卵，如果这个月由左侧卵巢负责生产，下个月就有可能由右侧卵巢负责生产。在女性进入生育高峰时，一个个发育成熟的卵子开始被排放出来，卵巢要这样周而复始地工作 30 ～ 40 年。

当女人到了 20 ～ 30 岁，卵巢就长到鹌鹑蛋大小了，这个阶段是卵巢最成熟的阶段，拥有稳定的 400 ～ 500 个卵泡，供给女人全身所需的多种激素和生长因子，维持女人的年轻状态。卵巢正常分泌雌激素、孕激素，可使女人皮肤滋润、容貌娇美。这时期大部分的女人，将迎来生命中一次脱胎换骨的改变——怀孕生子，这将是女人一生中最光彩照人的时候。

然而随着时间的推进，卵巢的皮质开始变薄，原始卵泡已耗尽，功能退化，再没有能力输送卵子，同时也没有力气分泌激素。在女性 50 岁左右的时候，卵巢就会逐渐缩小到只有花生米那么大了，功能活动基本停止。然而，现在很多女性却在 30 多岁就会不断出现这样的问题：皮肤问题不断；月经失调，妇科问题多多；身体曲线变形，局部脂肪堆积；情绪易于波动，精神状态欠佳、睡眠质量低下、潮热盗汗、乏力忧虑、性冷淡无高潮等，而这些症状，都有可能是因为卵巢提前老化所致。当女性的秘密花园发出这些警告的时候，女性同胞们可一定不能忽视。

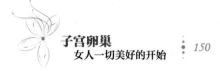
二、激素"集中营"，
　　掌管你的"女人味"

1.S 型曲线美女的养成

每个女人都想拥有一个完美的身材，最理想的莫过于丰满的胸部和臀部，纤细的腰围和手脚。可是，生活中真正拥有这样好身材的女性却并不多。其中，遗传占部分原因，更多的是由于后天养护观念不正确所致。

女性的脂肪如果积聚在腰围和腿部，就形成了我们现在所说的水桶腰和大象腿，在外形上让人觉得难堪的同时，自信心也很受打击。如果我们能将脂肪成功地积聚乳房、臀部这些部位，这样我们看上去就是丰满圆润的。在我们天天想尽各种办法减肥的时候，有谁会想到，这些其实都跟我们的卵巢有着莫大的关系呢？

保养好自己的卵巢，可以提高卵巢内分泌水平，卵巢功能正常，脂肪代谢速度加快，脂肪的分布均匀，大分子脂肪被分解为小分子，大脂肪化小，小脂肪化了，就可以让女人恢复自然的 S 曲线，胸、腰、臀部挺拔匀称，呈现优雅性感体态。因为骨骼与脂肪受到卵巢内分泌的直接调控，高胸、纤腰、翘臀，女性的玲珑曲线就是卵巢塑造出来的。

2. 说话温柔可人，卵巢是幕后功臣

每个人的声线都十分特殊，难以模仿。娇媚婉柔的声线，也是女性的重要特征之一。殊不知，拥有这温柔可人的声音，卵巢才是幕后的功臣。

每个人的声线和音色都是独特的，对其产生重要影响的是声带构造，同时也有卵巢分泌激素的影响力。因为，卵巢除了承担着生儿育女的重任之外，还负责分泌雌激素和孕激素，卵巢就像一部中枢，而血液就像一名邮差，血液会将卵巢分泌的雌激素运输到全身，促进女性的性征发育。

女性到了青春期，雌激素也会成倍增多，声线会变得尖柔细腻。所以，男生和女生的声线开始有了明确的分水岭，也就是我们通常所说的变声期。也许，卵巢和声线的关系，并不是每一位女性都有所察觉，但是，卵巢确实是我们身体中得天独厚的资源，是我们最宝贵的财产。

你可以试着去听听青春期少女、年轻女孩、中年女性以及老太太的声线，看看不同年龄段女人的声线有什么不同。花季少女的声线是甜蜜的，因为她们正迎来卵巢蓬勃发育的第一个阶段，雌激素上升，因此声线总是动人可亲的。到了婚育年龄，二十出头的女孩子，在卵巢健康的前提下，雌激素处在一个高峰，你会发现她们的声音就像莺声燕语，没有青春期的娇嫩，却多了几分温柔和娇媚。可是一旦步入中年女性行列，原本娇媚的声音会变得相对沉稳和老练。而到了老年，声音就会迟缓、低沉、沙哑，甚至出现颤抖，因为，女性到了中老年之后，雌激素分泌下降，绝经之后，卵巢萎缩，停止分泌雌激素，声音就开始偏沉、

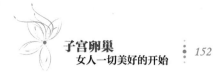

偏低。所以，中老年女性的声线就不再娇柔了。

这都是卵巢分泌的雌激素的作用。所以，我们要美，除了要容颜和身材，还得要声线。而守护甜美声线的根本，就是守护好卵巢，保障雌激素的正常分泌。

3. 想拥有温婉的气质，就养好卵巢

自古以来，温柔不仅是大家对女人的一个特有标签，还是这世间的一剂良药，不仅能打动异性，也能让自己变得有魅力。有的女性一过了25岁，以往的温柔就渐渐变少，脾气越来越差，耐心也没有了，而且还喜怒无常。大部分男人认为这是女人在无理取闹，在耍小性子，甚至连女人自己也会这么认为，其实这是衰退的卵巢在作怪。

女性的卵巢在青春期以前，都处于冬眠状态。等到了青春期，卵巢开始苏醒，并且不辞辛劳地工作着，每天大量分泌雌激素，促进女性第二性征的发育和生殖器官的成长。20岁左右是卵巢最年轻、最有生命力的时候。等到过了35岁，卵巢也就逐渐开始走下坡路了，雌激素的分泌量也会慢慢地减少。女性的魅力和容颜与雌激素有着密不可分的关系，同样雌激素也影响着我们的情绪，所以就会变得情绪波动比较大，出现前面所说的那些问题。

都说女人温柔如水，但是这温柔背后，却也是卵巢在起着作用，如果想拥有温婉的气质，就要养好卵巢。

4. 多吃豆制品 = 拥有女人味

在 30 ~ 40 岁的白领女性中，很多人都存在着不同程度的隐性更年期现象。临床统计发现，知识层次越高、性格越内向、生活条件越优越的女性，往往对生活的要求越高，心理上的阴影越会影响到内分泌的变化，更年期就开始得越早，症状也越明显。

雌激素对女性来说意义重大，女性皮肤白皙、光润、细腻、柔滑，都要归功于雌激素。因此，补充雌激素是女性一生都要做的功课，尤其是更年期的女性。豆制品含有一种丰富的植物性雌激素，叫作大豆异黄酮，是大豆生长的次生代谢产物，作用就像人体的雌激素，有抗氧化、抗癌的功效。常吃豆腐、爱吃豆制品的人，皮肤一般都会光滑紧致，整个人看起来也是靓丽有神。

豆腐、豆浆中含大量植物蛋白，让卵巢更结实、卵子更健康。但一定要吃煮豆腐，因为煎豆腐的食用油中含不饱和脂肪酸，会破坏植物蛋白活性，让健康减分。另外，每天吃一小盘豆腐就够了，过量植物蛋白会给肾脏带来负担。

女性朋友如果想让自己拥有迷人的女人味，可以通过多吃豆腐这小小的饮食改变，来给自己增添光彩。

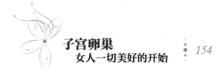
三、卵巢最喜欢的几种水果

女人想要保持年轻状态，离不开子宫和卵巢的健康。只有卵巢健康，才能源源不断地分泌各种特殊物质，调节新陈代谢，滋养身体，保证月经和排卵的正常，保证肾、心、脾、肝的正常"运营"，从而保证你由内而外健康、年轻！

维生素 C、维生素 E 以及胡萝卜素是抗衰老的最佳元素。胡萝卜素能保持人体组织或器官外层组织的健康，常长"痘痘"的姐妹们应视其为"良友"，而维生素 C、维生素 E 则可延缓细胞因氧化所产生的老化，让青春容颜尽量"经久不衰"，其奥秘就是保持女性卵巢的年轻健康。

在我们日常所吃的水果中，就有维生素 C、维生素 E 以及胡萝卜素含量都比较高的，只要我们注意平时多吃卵巢喜欢的这几种水果，轻松简单中就能做养护。

维生素 C 含量最多的水果是樱桃。每 100 克樱桃中维生素 C 含量达 2445 毫克，是柠檬的 35 倍，草莓的 17 倍，也比被认为维生素 C 含量极高的番石榴高 11 倍，是名副其实的"维生素 C 之王"，同时还含有维生素 A、维生素 B1、维生素 B2、铁、钙等元素。维生素 C 是维持人体生命不可欠缺的重要成分，它能够防感冒，防坏血病，改善人体抵抗能力，对美容以及癌症有一定功效。在保健、饮料、美容方面有广泛的应用。

维生素 E 含量最多的是猕猴桃，又称为奇异果。其果肉绿似翡翠，清香诱人，吃起来甜中带酸，口味清香，吃过后回味绵长，特别爽口。猕猴桃是少有的成熟时含有叶绿素的水果之一，可以作为强力抗氧化剂及抗突变物质，其低热量且含有丰富的植物化学物质。猕猴桃的维生素 E 可以有效地改善免疫系统功能、延缓衰老、预防心脏疾病而且含有较少脂肪。

胡萝卜素最多的是柑橘。胡萝卜素不仅蔬菜中含量很多，也大量地存在于水果之中，水果中含胡萝卜素最多的，当属柑橘。柑橘类水果富含维生素 C，还能提供相当数量的胡萝卜素。

四、30 岁的身体，50 岁的卵巢

卵巢早衰，这个说法你可能不是第一次听到，但如今这问题的确不容小觑。如今在妇科门诊，卵巢早衰的患者逐年增多，许多二三十岁的女性，卵巢储备功能严重下降，甚至形同四五十岁的绝经女性一般。

对于女性来说，卵巢功能一方面关系生育，另一方面与性激素水平有关，而后者与女性的体态和性征密切相关。一般来说，女性要到 40

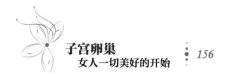
岁以后才会逐渐步入更年期，然而近几年，却有很多三十岁出头的女性，在准备怀孕的时候，才发现促黄体激素水平与促卵泡激素水平均存在异常，这种情况意味着她们的卵巢储备功能已经开始下降，有的甚至已经开始提前进入绝经，这种情况就可以被称之为卵巢早衰。而出现这种情况的首要诱因是熬夜。现在许多人已经习惯了"夜生活"的作息模式，甚至有些人觉得，只要自己睡眠时间充足、即便昼夜颠倒也应该无大碍。但从中医角度来说，人体的生物节律应该与自然界的季节、日夜交替相对应，也就是所谓的"天人相合"。昼伏夜出、日夜颠倒这样的作息，在中医里就属于"暗耗精血"的行为，长此以往就可能带来肾精亏损而引起女性生殖系统的早衰。短期内，这种影响是可逆的，也不会引起太严重的后果；但如果常年如此，就可能带来不可逆的损伤，例如卵巢的过早衰退。此外，过度节食减肥、反复人丁流产、情绪焦虑抑郁等这些行为都会让卵巢透支，也是引起女性卵巢功能早衰的重要诱因之一。

下篇：女人·卵巢

第二章

卵巢28天的周期

子宫和卵巢，携手书写着女人28天周期的秘密日记。女人的健康根源在子宫，而子宫的健康关键就在于是否有一个稳定而规律的周期，这个周期就是28天。28天是一次孕育生命的轮回；28天是一个女人从内到外的回转旅程。每一个女人都经历着自己在这个周期中的变化，也享受着这个周期变化带给她的美妙。

一、皮肤白皙、水水润润的小秘密

1. 皮肤干燥不是抹一抹化妆品的事儿

当你浏览网页或者逛商店买化妆品的时候，保湿几乎是公认的皮肤保养的首要问题，尤其在秋冬季节，皮肤的缺水问题表现的更明显。怎样判断皮肤是否因缺水而干燥呢？当你的脸感觉总是紧巴巴的，或者出现干燥脱皮的现象，有的人还会觉得皮肤很油，这种情况就是皮肤中的水少油多，水油不平衡。

现在很多洗面奶和香皂中含有的物质能够分解我们皮肤上的油脂，也是我们皮肤干燥的原因之一。从网络到电视，应接不暇的美白保湿化妆品让我们简直挑花了眼，几乎每一种化妆品都能保湿、美白、淡斑，甚至提拉、紧致。相信很多女性朋友为了缓解皮肤干燥，水油不平衡的问题，用的化妆品换了一个又一个品牌，每一次都满心欢喜地把新买的化妆品买回家，期待着这一次这些化妆品能拯救自己的糟糕皮肤，然而每一次差强人意的使用结果和酸甜苦辣的心理历程，只有我们自己才知道。其实各种保湿霜和补水面膜的保湿原理，就是用化学物质在人的皮肤表层涂抹上跟油脂层效果类似的锁水层，但是效果与人的天然的油脂层肯定是不能比的。如果女性朋友的卵巢保养得好，皮肤才会跟着水嫩。所以所谓的皮肤干燥需要保湿，不是抹一抹化妆水就可以的，只有由内而外的调养，才能拥有水水嫩嫩的皮肤。

2. 皮肤变白，就这么简单

在中国人传统的审美观念里，皮肤白皙，一直都是衡量女性美丽的关键因素之一，俗话说，一白遮三丑，白皙的皮肤永远是女人追求的目标。但是有的女人，本来皮肤很白，随着年龄的增长，开始慢慢变黑，甚至还有了一些黑色的小斑点，这些困扰我们的问题，它的根源在哪里呢？

人体的肤色是受黑色素多少决定的。想要肌肤白皙，就要减少黑色素沉积。在人体新陈代谢过程中，大部分黑色素会被代谢出体外，可是，当我们的身体代谢出现障碍的时候，就会影响黑色素的代谢，引发黑色素的沉积，这一过程，与卵巢也有着莫大的关系。卵巢分泌的雌激素对黑色素的形成有很重要的作用。如果卵巢功能发生异常，雌激素的分泌就会紊乱，黑色素的生成就会增多，从而导致黑色素沉积的现象发生。此外，很多人在使用化妆品和外用药物的时候并不注意，部分药物中含有雌激素，也会造成局部皮肤出现黑色素沉积的现象。所以女性朋友的肤色开始变黑的时候，首先要意识到的可能是卵巢出了问题，而不是自己的美白护肤品没有作用。

所以，皮肤的美白，先要从调理卵巢开始，否则，不但不能让皮肤变白，更可能使肤质变差，这时候再改变就很难了。

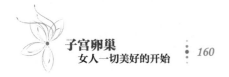

二、卵巢排毒，痘痕再见

很多女性朋友都有长痘痘的问题，想尽各种办法虽然把痘痘治好了，痘痕却永远留在了脸上。于是，很多女性又浪费了大量金钱去买祛痘痕的药物，但是往往失望大于期望。

人体在各器官协同运作下，新陈代谢会让很多疤痕自行愈合的，但是如果体内毒素积聚，导致血液循环变慢，皮肤细胞就不能有效地再生。毒素可能存在于人体的任何地方，皮肤、肠胃，当然也有可能是卵巢。卵巢中的毒素主要来源于自身新陈代谢紊乱产生的代谢废物，以及外部环境的污染。所谓病从口入，清除毒素，也要从口开始。

❀ 卵巢清洁排毒好搭档：春笋黑木耳炒肉

因为春笋和黑木耳都有清热凉血、补肝益肾的功效，而且黑木耳中含有大量的植物胶质，可吸附残留在人体内的杂质，清洁血液。女性经常食用的话，能够有效地清除体内的杂质，再加上猪肉性温养阴，三者合一能够非常好地清理卵巢内的垃圾和毒素。

❀ 卵巢排毒卫士：芹菜

芹菜可以让体内的有毒物质通过尿液排出体外，芹菜丰富的膳食纤维可以像提纯装置一样，过滤所有存在于体内的废物，不仅仅为卵巢提

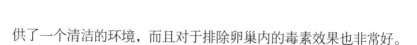

供了一个清洁的环境，而且对于排除卵巢内的毒素效果也非常好。

❀ 助卵巢毒素排出的功臣：苦味蔬菜

凡是苦味的蔬菜一般都具有解毒的功能，例如苦瓜，水果对排除卵巢内的毒素也有非常好的效果。

草莓可以健脾胃、清洁肠胃、凉血解毒。鸭梨、苹果在搅拌成泥后，适当地加上些许蜂蜜，不仅可以帮助卵巢排出毒素，还能缓解大便不通。苹果打成果泥后，加上酸奶，做成水果奶昔，也能起到清洁卵巢、润肠道的作用。

三、扫除色斑

色斑是很多女性朋友最担心的皮肤问题，尤其是在生孩子以后，因为色斑一旦形成，就很难彻底清除。要扫除色斑，外部手段是一方面，但这种效果只是暂时的，更需要的是调节内部，也就是做好卵巢保养，这样才能从根源上解决色斑问题。色斑的形成受到一定的外界环境因素影响，例如阳光照射、劣质化妆品中重金属的沉积、进食色素含量过高的食物等。内分泌失调也是女性产生色斑的另一个重要因素，另外，内

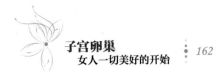
分泌不稳定时往往还会引起情绪失常，也会间接形成色斑，雄激素就是色斑形成的一个重要诱因。体内过多的雄激素会导致皮肤上形成不均匀的斑点，妊娠斑就属于这种情况。另外，许多怀孕的女性脸上会长斑，这种现象一般在怀孕第四五个月的时候出现。卵巢功能的好坏对色斑的形成有重要的影响。当卵巢功能减退的时候，卵巢分泌激素的功能就会下降，从而打破了人体原有的内分泌平衡，雄激素的分泌量相对就比较多，造成黑色素代谢障碍，从而加速色斑的形成。

我们可以通过自己的生理周期来控制黑色素的形成。在月经期，一方面注意防晒，另一方面如果月经有血块的女性可以配合吃点活血化瘀的中药，使瘀血随月经一起排出体外。在排卵期，也就是两次月经的中间，是黑色素最活跃的时候，可以吃点补肝脾肾的中药，可以相对提高雌激素水平。长期坚持下去，你会发现，慢慢地色斑就可以不见了。

四、抚平"岁月"的皱纹：西红柿炒鸡蛋

所有女性都希望自己用有光滑水嫩的肌肤，但是这前提得是皮肤有弹性，否则，失去弹性的皮肤，就会快速变老，并且还让皱纹在不

知不觉中爬上脸庞。而皮肤衰老，往往也是卵巢功能减退的一个重要的信号。

卵巢分泌的雌激素能够通过调节体内水钠的代谢平衡，起到影响身体新陈代谢的作用，这样皮肤看起来就水嫩嫩的，弹性好。一旦卵巢功能减退，雌激素的分泌就会受到影响，人体的新陈代谢平衡就会打破，当体内水分不足的时候，皮肤也会随之出现缺水、弹性变差的问题。

日常生活中，推荐多吃一些抗氧化功能强的食物，比如西红柿炒鸡蛋。这是因为西红柿不但含有大量的维生素 C，而且其中的番茄红素是迄今为止抗氧化能力最强的营养素。

普普通通的西红柿炒鸡蛋就能"对抗"岁月带来的痕迹，而且色香味俱全，爱美的女士们一定不要错过。

五、排湿气要看体质

现代人随着生活水平的提高，饮食的不均衡所引起的身体健康问题也越来越多。越来越多的伤害脾胃的肉食、甜食、煎炸食品等选择颇多，再加上运动量少，使身体阴盛阳虚，湿邪内郁，体内湿气太多，卵巢的湿气也会加重，从而引发的女性健康问题就随之而来了。既然湿气

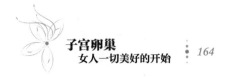

是万恶之源，那么我们平时生活中就要注意排湿气。湿气遇寒则成为寒湿；湿气遇热则成为湿热；湿气遇风则成为风湿；湿气在皮下，就形成肥胖。

健康的人，如果大便不成形，长期便溏，或者便秘，那就是有湿邪埋伏。另外，可以看起床的状态：如果每天早上起床的时候还觉得很困，觉得头上有种东西在裹着，让人打不起精神，或是觉得身上有种东西在包着，让人懒得动弹，那么，也能判断他体内湿气很重。

湿邪是现代人健康的克星，是绝大多数疑难杂症和慢性病的源头或帮凶。那么我们要如何对付湿邪，祛除湿邪呢？给大家推荐一款薏米红小豆粥。薏米，在中药里称"薏苡仁"，《神农本草经》将其列为上品，它可以治湿痹，利肠胃，消水肿，健脾益胃，久服轻身益气。

赤小豆，是红色的，红色入心，因此它还能补心养血，古籍里记载它"久服令人瘦"，就是说经常吃赤小豆还有减肥的作用。也有明显的利水、消肿、健脾胃之功效。赤小豆和薏米都是去湿的，本身不含湿，所以它们怎么熬都不稠，汤很清。中医恰恰是利用了它这种清的性质，来把人体的湿给除掉，尤其对湿气在皮下的体质，效果更高。

是不是所有人都能喝薏米赤小豆汤，有禁忌吗？其实，这个汤是养生佳品，没有什么副作用，但针对不同的体质，则可以适当地做一些加减法。有的人体质偏寒，手脚冰凉，属于寒湿，里面可以加一点温补的食物，像桂圆、大枣都可以；有的人失眠，那就加一些莲子、百合；如果着凉感冒了，或是体内有寒，胃中寒痛，食欲不佳，可在薏米赤小豆汤中加几片生姜。生姜性温，能温中祛寒，健脾和胃。年轻人容易出现烦躁失眠，或者脸上起红疹、痘痘，这都是上焦心肺火旺、湿热内扰所致，用薏米赤小豆汤洗脸有奇效，或在薏米赤小豆汤中加上百合与莲子同煮饮用也可。如果属于风湿的体质，就要在薏米赤小豆中加一些绿豆或者防己，都有助于清热除湿。

通过运动排汗也能祛湿。运动出汗是很好的去湿气；特别是夏天不要开空调、风扇，身体里面的汗一定要出来，否则湿气太重到了冬天肯定会得病的。每天坚持适量的运动，对身体是非常有益的。运动可以缓解压力、活络身体器官运作，加速湿气排出体外。

除此之外，饮食上还要做到清淡少盐，平时少吃油腻、煎炸食品和甜食，这样体内湿气自然产生的少。还有在生活习惯上，要远离烟酒，适当午睡，避免居住环境中的湿气，3日常生活最好减少暴露在潮湿环境中。这些都能避免让湿气侵袭我们的身体，侵袭我们的卵巢。

下篇：女人·卵巢

第三章

助你"好孕"的卵巢

　　众所周知，卵巢是女性能够成功受孕的必不可少的硬件之一，因为卵巢的功能状态，直接影响着性激素水平的高低和卵子的质量。它的功能就相当于电脑的CPU，只有卵巢健康，才能助女性朋友们"好孕"。

一、大龄妈妈"好孕"来的方法

现代人的的生活中，女性往往扮演着好几种角色，在追求经济独立、人格独立、思想独立的理念下，越来越多的人把精力和时间投入工作，等到结婚生子的时候，才发现已经过了最佳生育年龄。不过，现代医学发达，手段多样，即便是高龄妇女，只要保养得当，还是有绝大部分会成功当上妈妈。

女性过了 35 岁以后，卵巢功能已经开始下降，有的人甚至因为生活的恶习会出现卵巢早衰的现象，进而导致激素分泌不足。在孕激素和雌激素不足的情况下，排卵变得越来越困难，排卵一旦困难，怀孕难度便大大增加。所以大龄妈妈更要做好卵巢的保养，才能带来"好孕"。

中医推荐喝苁蓉羊肉汤，取肉苁蓉 10 克，羊肉 250 克，将生姜和肉苁蓉放入锅中煮至水沸，加入整块羊肉，炖煮一个半小时，待羊肉烂熟，即可调味食用。

肉苁蓉和羊肉，能够补肾温精、调气养血，对治疗卵巢功能早衰、激素分泌不足或者怀孕困难的病症尤为有效。同时，还要少碰烟酒，酒

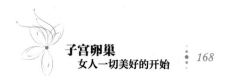

精中含有乙醇，会提升女性体内的儿茶酚胺浓度，打破月经规律，抑制卵子生成。要注意营养和饮食的均衡，不要偏食，要注重摄取蛋白质、维生素和叶酸。

二、孕激素低，轻松助孕的食物

孕激素就是我们通常所说的孕酮，是女性卵巢中的黄体分泌的一种激素，调节着女性的内分泌，女性朋友如果孕酮低会导致不孕。孕酮低的时候往往就会导致流产的情况出现，所以，女性朋友们一定要注意。

如果想要通过饮食来调节自己的的话，就需要食物之中含有比较丰富的大豆异黄酮和天然维生素 E 的成分，这些食物可以帮助女性自己的身体产生比较多的孕酮。此外，新鲜的水果也是帮助我们进行补充的好东西，比如：猕猴桃、草莓、柚子等水果都是可以帮助女性补充身体中的维生素 C 与维生素 E。女性朋友还可以适当吃一些含果胶、膳食纤维丰富的桃子、柚子、山楂、草莓、猕猴桃、鸭梨等。因为水果不仅色鲜味香能促进食欲，同时又含丰富的维生素 C，能帮助消化，预防动脉硬化，延缓衰老；而且水果含糖量比主食低，容积大，易产生饱腹感，所含的果胶、膳食纤维能延缓葡萄糖吸收。

如果怀孕发现孕激素较低，可以服用一些保胎中药，如寿胎丸，专治妊娠下血，胎动不安，胎萎不长者，是补肾，安胎，肾虚滑胎的常用药。

三、输卵管炎症会引发什么？

女性怀孕，除了要有正常的精子、卵子和适当的子宫内环境外，使精子、卵子能够相遇并顺利运送到宫腔也是受孕过程中一个重要的环节，这个任务就是由输卵管来完成的。任何影响输卵管功能的病变都可导致不孕。

流产、不洁性交、盆腔感染等会引起输卵管壁粘连、充血、水肿而阻塞，一般的症状表现为腰骶部酸痛，有下坠感；月经量增多，周期不规则；还有痛经以及白带增多，而有些人则除了不孕之外没有任何的症状。所以输卵管炎症，也是一种隐性疾病，不容易被重视，但是危害却是极大的。除了疼痛以外，还会引发宫外孕、性交痛、不孕症等。

（1）输卵管炎症引发疼痛：这种疼痛不同于痛经，在非经期也会感到下腹胀痛，并且腰酸难忍。

（2）输卵管炎症引发宫外孕：输卵管炎症引起的输卵管堵塞，轻者怀孕受到影响，严重的会由于受精卵无法到达宫腔，出现宫外孕，危及女性的生命健康。

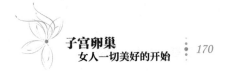

（3）引发性交痛，影响性生活：这也是输卵管炎最常见的一种症状，有的人除了白带异常增多，月经量异常增多外还会感到腰骶酸痛，严重影响女性的性生活。

（4）导致女性不孕：输卵管炎症是导致女性不孕症最常见的因素。一旦输卵管发生炎症，最终都会导致输卵管闭塞，会让女性不能受孕。

四、排卵不易，
可能是甲状腺的问题

正常成年女性每个周期都会有1个卵子发育成熟，卵巢排出正常的卵子，它像一个青春期期待爱情的女孩，等待着自己的白马王子——精子。有很多不孕女性，就是在这第一个环节出现了排卵不易，检查了很多项也没有结果。甲状腺出了问题，也有可能引起排卵不易。

甲状腺性能低下的患者促性腺激素的分泌呈脉冲式，但基线水平较正常者高，从而影响了排卵。部分患者固然体内雌激素水平正常，但因为垂体促性腺激素效能降低或者存在抗卵巢作用，也会造成不排卵。还有一个原因就是甲状腺性能有问题的患者，经常会因为代谢功能低下而导致肥胖，这种肥胖也会导致排卵不易。所以甲状腺功能异常的人一般会合并有卵巢功能的抑制，排卵稀发，月经紊乱或者闭经、不排卵，很难怀孕。如果超过半年不孕，可以检查一下甲状腺功能。

五、让黄体功能
强壮起来的有效食谱

女性卵巢中的黄体负责分泌黄体酮，黄体酮是一种天然孕激素，它能在月经周期后期使子宫黏膜内腺体生长，子宫充血，内膜增厚，为迎接受精卵的到来做好准备；当受精卵在子宫中安家后，使胎儿安全生长；当胎儿分娩以后，促使乳房充分发育，为泌乳作准备。所以黄体功能在整个孕期有着显著的作用，但是如果黄体功能不全，会使黄体内分泌功能不足，以致孕激素分泌不足，不但会出现排卵性功血，且不利于受精卵的着床，可导致不孕或习惯性流产。我们通过日常饮食，也可以起到改善黄体功能的作用，平时注意多吃黑豆粥、红枣，多喝红糖等。月经过后的6天服用黑豆，能补充雌激素，对女性黄体不足导致的不孕有很好的效果。另外，黑豆糯米粥对改善黄体功能也能起到显著的效果，做法是将黑豆30克、糯米60克、黄芩10克。洗干净，放在锅内，加水适量，用温火煮成粥，每日服用。如果在排卵完体温升高后喝，效果会更好。

下篇：女人·卵巢

---第四章---

简便小妙方，好好爱自己

卵巢可以说是女人美丽的源泉，随着时间的推移，卵巢也一直在损耗，以至于我们在不知不觉中忽视了卵巢的问题，身体没有不适并不代表卵巢就是健康的。症状一旦表现出来的时候，就意味着卵巢已经病了。所谓"预防胜于治疗"，只有在平时的生活中深刻明白卵巢的重要性，并且针对性地做一些预防措施，那么平时身体的一些小毛病才会烟消云散。

一、学学蝴蝶飞，保养好卵巢

现代的女性朋友们生活和工作压力都普遍偏大。有人就会出现月经不调、脸颊长斑；有人还会胸腹胀闷、总想发脾气；有人还会失眠烦躁、脸上长痘痘、心慌心悸；有的人虽吃得很少，但腰部脂肪堆积。中医上认为这些都是因为卵巢功能衰退的缘故。我们必须想办法好好保养卵巢。下面就是为大家介绍一个从道家功法中改良过来的五行蝶展法。

每晚九点，三焦经当令，这是全身经脉大开的时候。下腹部裹上保鲜膜，趴在床上。双臂向前，双腿向后，四肢分开，伸直，与肩同宽。深吸一口气，吸气的同时，腰腹部使劲贴在床上，四肢和头颈同时往上抬，悬起来，像蝴蝶展翅飞翔一样。展翅飞翔的动作要坚持至少一分钟，吸进去的气也要尽量憋住，想象这股气在腰腹部运动，然后再缓缓吐气，同时头颈和四肢慢慢放回床上。

吸气和吐气都要控制在 1 分钟左右，能延长时间更好，如此反复练习 20 分钟即可。

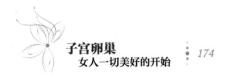

在练习蝶展法时，如果腿部的筋被抻得有点疼。请不要担心，那时腿部的经络在自我调理和修复，只要坚持练习，经络畅通了，疼痛也就消失了。

二、聪明的女人这样做

发生卵巢早衰后，大多数女性就会出现阵阵潮热、多汗、多梦、闭经、阴道分泌物减少、外阴萎缩等症状，甚至会导致不孕，因此应予以重视，我们可以通过身体的保养和调节来预防卵巢早衰。

❀ 健康的生活方式

避免卵巢早衰，要坚持健康的生活方式，提倡产后母乳喂养，尽量延长哺乳的时间。妇女要适当多喝牛奶，多吃鱼、虾等食物，养成锻炼身体的好习惯。特别要注意在公共场所、家庭戒烟，减少被动吸烟；不宜喝酒，更不可酗酒；要注意调整休息和睡眠，不宜熬夜，更不可经常熬夜，保持良好的生活习惯。

❀ 调节情绪

在情绪轻松愉快时，人的脉搏、血压、新陈代谢等各项指标都处于平稳协调状态，体内的免疫活性物质分泌旺盛，抗病能力增强。相反，不良情绪可导致高血压、冠心病、溃疡病甚至癌症的发生。所以女性要善于调节情绪，正确对待发生的心理冲突，有不良情绪时要学会用聊天、旅游等其他方式宣泄出来。

❀ 保证睡眠

睡眠对预防卵巢早衰同样很重要，良好的睡眠是保证身体健康的必需品。人在睡后 1 个半小时即能进入深睡状态，晚上应该在 10 ~ 11 时上床，可以使人的深睡时间在午夜 12 时至次日凌晨 3 时，这时人体的体温、呼吸、脉搏及全身状态都已进入最低潮。起床时间则应该以早晨 5 ~ 6 时为宜。

下篇：女人·卵巢

---- 第五章 ----

有些病可能跟卵巢有关系

　　卵巢功能的衰退一般发生在女性 45 ~ 55 岁的时候。但随着现在生活压力增大，以及不良的生活习惯，卵巢衰退的女性越来越年轻化，致使雌激素提早衰减，年轻的女性出现了一些本该更年期才有的代谢紊乱和衰老现象。

一、冠心病和卵巢有关系

正常的月经是女性生殖系统健康运行的重要标志，但是随着年龄的增长，卵巢功能逐渐衰退，月经开始出现紊乱，并最终面临绝经。对于冠心病的发病时间，根据数据统计显示：一般情况下，50岁以前男性发病率占78%，女性占22%；但50岁以后女性与男性发病率几乎相等，男性占55%，女性占45%；65岁以后女性发病率已超过男性。可以这样说，女性冠心病的发病年龄较晚，但绝经后增长速度之快超过男性。

为什么年轻女性冠心病的发病率会这么低，而老年女性会高呢？首先让我们来了解一下冠心病的病理原因。冠状动脉性心脏病简称冠心病，因脂质沉淀在动脉血管内膜上形成斑块，造成动脉血管通道狭窄，使血流受阻，导致心脏缺血，产生心绞痛。女性冠心病的发病除与男性有相同的危险因素，即肥胖、高脂血症、高血压、糖尿病及吸烟外，更主要的是与女性体内的雌激素水平有关。

雌激素能提高血管弹性，降低血压，使血管不轻易硬化和阻塞，对

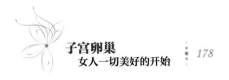
血管起到保护作用。正因为如此，年轻女性体内的雌激素，充当了女性血管的保护伞，但是女性在 50 岁以后由于卵巢功能减退，雌激素分泌大幅减少，失去了"保护伞"，血管逐渐发生动脉硬化现象。与此同时，更年期后的女性较轻容易患上高血压、糖尿病、血脂异常等病，这些都是心脏病的危急因素，使冠心病发病机会增加。

女性冠心病的防治，要从自身的身体特点做起：首先，是在医生指导下应用激素替代疗法。补充雌激素能增高高密度脂蛋白胆固醇，降低低密度脂蛋白胆固醇，预防动脉粥样硬化的形成，可使冠心病的发病率降低 40%。其次，老年妇女若伴有高血脂、高血压、糖尿病等危险因素，应注意改变饮食结构，特别要强调低盐、低脂、低总热量饮食；注意控制血压、血糖和体重；适当地进行体育运动，循序渐进可以改善身体机能；戒烟，并且避免二手烟。冠心病是会引起循环障碍的严重疾病，女性朋友们尤其是在绝经后要注意提高警惕，做好相应的预防和检查工作，尽可能地减少该病发生的可能性。

二、骨质疏松其实是卵巢在作怪

一般人都认为，年龄大了，骨质疏松很正常，补补钙就好了，但是有多少人知道，骨质疏松其实与卵巢有关联呢？

女性患骨质疏松症的概率是男性的双倍。这是因为女性在35岁时骨量达到高峰，但进入更年期以后，骨量会快速流失，这同体内雌激素减少有关。雌激素参与女性骨骼的形成，将钙纳入骨中，骨骼坚硬度随之上升。女性进入更年期后，随着雌激素水平下降，可导致逆向的变化，骨骼中的钙逐渐流失，骨钙流失的结果是引发骨质疏松，骨折也就在所难免了。因此，步入中年的女性，尤其是更年期妇女是骨质疏松症患者中的高危人群。

当你的身体出现以下症状时，这便是骨质疏松发出的信号，要重视起来，最好是去医院做一个骨密度检查。

（1）**疼痛**：有半数以上的骨质疏松患者平时会有疼痛的表现，女性最常见的是腰酸背疼，其次是肩背部、颈部和脚踝部，这种疼痛大多没有具体原因，时好时坏，所以有时被当作过度疲劳和肌肉损伤来对待。

（2）**骨骼变形**：当身体出现弯腰驼背和身体变矮等现象，这大多是由骨质疏松引起的。

（3）**频繁抽筋**：正常情况下，人体血液中的钙应呈平衡状态，而经常抽筋可能表明人体对钙、磷调节能力下降。

（4）**骨折**：骨质疏松后由于骨质变脆，轻微的碰撞都可导致骨折，且骨折难以愈合，常以腰椎和股骨骨折多见。一般认为是摔伤造成的，但事实上跌倒仅是诱因，而骨质疏松才是真正的原因。

日常生活中，喝牛奶和晒太阳都有利于预防骨质疏松。牛奶中含有大量的钙，而通过晒太阳则可以促进钙的吸收。因此，通过健康的饮食和正确的生活方式可以预防骨质疏松症：每天喝一瓶牛奶、晒 10 分钟太阳、多走 20 分钟路、不吸烟、不酗酒。另外，良好的生活在于心态，心态年轻，人必然会年轻。

三、预防巧克力囊肿

相信很多女性都听说过巧克力囊肿这个词汇，但是对它并不了解，那么，巧克力囊肿究竟是什么呢?

巧克力囊肿的生成原因即子宫内膜异位到卵巢中，每个月随着月经出血，卵巢上的内膜组织也脱落出血，血液被包裹起来，慢慢形成囊肿，囊肿里面积累的陈旧血液，颜色非常像巧克力，所以这种卵巢囊肿被命名为巧克力囊肿，只要 B 超检查巧克力囊肿只要大于 3 厘米，就有自发破裂的可能，囊肿越大，其破裂的风险逐渐增加，它长到一定大小，自发破裂是难以避免的；而囊肿一旦破裂那就会引起大出血，剧烈腹痛，恶心呕吐，甚至危及生命。

1. 巧克力囊肿的危害

❀ 引起腹痛等不适症状

卵巢巧克力囊肿可以在没有诱因情况下自发破裂，粗暴或剧烈的性生活，尤其是经前期性生活，是常见的导致囊肿破裂的重要诱因。巧克力囊肿破裂后流至盆腔内的积血，刺激腹膜，引起剧烈腹痛，并可造成盆腔器官的粘连。

❀ 引发弥漫性腹膜炎

巧克力囊肿的囊壁常常很薄很脆，具有自发破裂的倾向。囊肿破裂后，小的破口可以很快自行愈合，并与周围组织形成粘连；如果破口较大，则无法自行愈合，浓稠的巧克力样囊内液可流入腹腔，这种颜色像巧克力一样液体的刺激性极强，可刺激周围的腹膜，引起剧烈的腹痛，如果处理不及时，还可能导致弥漫性腹膜炎造成致命的后果。

❀ 造成盆腔器官的粘连

巧克力囊肿经过一段时间后，囊内积血再次增多、压力再次增大时，又可发生自发性破裂。囊肿破裂后流至盆腔内的积血，刺激腹膜，引起剧烈腹痛，并可造成盆腔器官的粘连。

❀ 引起输卵管阻塞，导致不孕

巧克力囊肿会造成输卵管机械性堵塞，影响卵巢的排卵功能，影响患者营养，如双侧卵巢巧克力囊肿会引起大部分组织破坏，引起输卵管

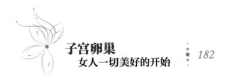

堵塞，从而造成不孕。

近些年来，卵巢疾病的发病率越来越高，其中以卵巢囊肿为最高。对于巧克力囊肿，既不能过于轻视也不能过于紧张焦虑。有很多女性以为它只是一般的肿瘤，打点针吃点消炎药就会好了；也有很多女性，过度地把巧克力囊肿看得很严重。其实这两种观念是不正确的。

2. 预防巧克力囊肿

首先要避免经期的剧烈运动，经期性生活等。其次，女性在经期前要避免吃寒凉的东西，中医认为，寒性会导致气血流通不畅，经血逆流，从而导致内异症、痛经等。另外最重要的就是各种人流、输卵管通液、宫腔镜等这些检查，都属于有创性的，会引起内膜脱落，如果在宫缩或者宫腔压力大的情况下，也会引起内异症，虽然这种概率比较小；还有一种可能就是剖腹产手术，在缝合子宫时将部分内膜带到了外面，以致术后形成剖腹产切口的内异症。

下篇：女人·卵巢

第六章

这样做，产后不显老

怀孕生子是女人一生中最重要的事情之一，也是对子宫、卵巢等损耗最大的一次，但是怀孕生子又是女人身体保养的非常重要的阶段，这个阶段保养得好，就会让女性卵巢功能良好，皮肤不仅不会变差，还会更加靓丽，所以女性要抓住这一生中难得的蜕变机会，做好产后的卵巢保养。

一、最补充雌激素的食物

卵巢首要任务就是分泌雌激素，然而令人遗憾的是，卵巢的生理活性会随着年龄的增长而慢慢减退，不能陪伴女性到达生命的终点。因此，在日常生活中，一定要做个会保养的女人，保证卵巢正常分泌雌激素，留住自己的"女人味"。在平时生活中，经常食用富含植物性雌激素的食物，例如大豆、扁豆、谷类、小麦、黑米、葵瓜子、洋葱等。用大豆、红豆、黑豆一起每天打豆浆喝，是非常有效的补充植物性雌激素的方式，建议长期坚持。我们还可以通过以下饮食，通过食疗的方式来调理雌激素的分泌：

❀ 黄精乌鸡汤：

乌鸡1只（或半只），洗净切成块，再取当归15克，黄精、枸杞子各30克，同放锅中，清水炖熟，分两次调味服食。

隔日一剂。每月服5次，连用3个月为一疗程。

❀ 粳米黑芝麻粥：

取黑芝麻30克，淘净，轻微炒黄碾成泥状备用。取粳米适量，或加核桃仁、莲子、芡实、山药（每次 15 ～ 30 克）其中的 2 ～ 3 种，煮粥，粥熟后加入芝麻。

每日一剂，供早晚食用，20 天为一疗程。

❀ 生地首乌粥：

取鲜生地黄 60 克，何首乌 30 克（或取肉苁蓉 30 克），榨汁（或用纱布包），加水，与适量粳米共煮粥。

每日一剂，连用 20 天为一疗程。

❀ 枸杞子栗子粥：

取枸杞子、栗子各 30 克（或加胡桃仁、莲子），与粳米适量共煮粥。

每日一剂，20 天为一疗程；

或与羊肉 100 克（洗净切块）加入调料共炖熟，吃肉喝汤。

每日一剂，连用 10 天。

❀ 黄芪当归乌鸡汤：

黄芪 60 克，当归 10 克，乌鸡 1/2 只。锅中放入适量清水，炖熟。

可每日适量食用。

二、产后伤元气，
卵巢保养要及时

生产的过程，会让女性元气大伤，所以产后急需补充身体上所需的各种能量，让自己更有精神去迎接宝宝出生后繁忙的新生活。同时要及时进行卵巢保养，不仅可以为我们的身体健康打下基础，可以起到美白肌肤、延缓衰老的作用，卵巢保养要在坐月子时就要开始，产后三个月，可以全面开始进行保养。

❀ 饮食营养要均衡

除了蛋白质足量摄入外，脂肪及糖类应适量，同时特别注意维生素及矿物质如铁钙的补充，其中适当补充维生素 E 可以清除自由基，改善皮肤弹性，推迟性腺萎缩的进程，起到抗衰老的作用，并可调节免疫功能。

❀ 保证充足的睡眠

要提高夜晚的睡眠质量，不熬夜，睡前可以喝杯牛奶，有安眠效果。每天要保证 1 ~ 2 个小时的午睡时间。

❀ 做些适当的运动

产后三个月开始，可以做些适当的运动，有利于促进新陈代谢及血液循环，延缓器官衰老。运动应该量力且行持之以恒，循序渐进，如慢跑、散步、广播操、太极拳均是较适宜的运动。

❀ 适当服用保健品

食物中的维生素含量有限，女性在产后哺乳期结束可以适当服用保健品，例如维生素 E，大豆异黄酮，维生素 C 等，这些都是对产后卵巢保养有好处的。

❀ 和谐的夫妻生活

夫妻间要多沟通，新妈妈不要把心思都放在宝宝身上，忽略了丈夫。可增强对生活的信心，精神愉快，消除孤独感，缓解心理压力，并能提高人体免疫功能。

身心健康对保养卵巢也是非常重要的，健康的生活方式，良好的心态是维护卵巢功能的最好方法。女性的生殖内分泌受大脑皮层的影响，长期劳累、精神紧张或抑郁寡欢的人，大脑皮层也受抑制，可直接影响女性内分泌功能。

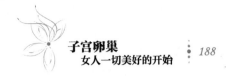

三、产后"变模样"，这样做不显老

1. 食疗：少吃煎蛋

产后对女性来说是人生中一个特殊的阶段，这个阶段女性处于气血两亏的时候，由于还要哺乳，所以要等哺乳期结束了之后再补充雌激素保养。这时，我们可以从食物入手，多吃一些有益于子宫和卵巢的食物，慢慢恢复。

❀ 多吃胡萝卜

每周平均吃 5 次胡萝卜的女性，其患卵巢癌的可能性比普通女性降低 50%，而美国的专家也得出了类似的结论。但要注意的是，胡萝卜熟吃更有营养，因为胡萝卜素人体无法直接消化，通过加热煮熟等方式，胡萝卜素才能释放出来，为人体所吸收利用。

❀ 服用维生素C和维生素E

研究表明，若每天服用 90 毫克的维生素 C 和 30 毫克的维生素 E，患卵巢癌的机率就会减少 50%。然而，单纯地依靠从食物中获取是不够的，所以最好咨询医生适量服用药片或制剂来补充。

❀ 叶酸

增加富含叶酸的食物，可降低女性卵巢癌的发生率。瑞士的研究人员发现，常吃富含叶酸的食物的女性，其发生卵巢癌的机率比很少吃叶酸食物的女性将减少 74%。至于叶酸，它是一种水溶性的维生素 B，富含于绿色蔬菜、柑橘类水果及全谷类食物中。

❀ 选择高钙饮食

每天摄取高钙食物可降低卵巢癌的发生率。据数据显示，每日摄取高钙食物的人会比摄取钙质不足的人降低 46% 的卵巢癌的发生率。牛奶、豆制品及乳酪、海米等，都是很好的补充钙的食物。

❀ 少吃煎蛋

女性经常吃油煎鸡蛋会增加患卵巢癌的危险。因为在对鸡蛋进行油煎的过程中，会导致许多生物活性分解产物的形成，例如：胆固醇氧化物等。而这些产物有很大的细胞毒性作用，尤其会对女性卵巢组织的亲和性造成影响，进而会成为癌、瘤的诱发剂，增加患卵巢癌的可能。

从中医学的角度上讲，直接对卵巢有好作用的食品有枸杞、甲鱼血、蛋清和黄豆等都具有比较好的滋补卵巢的作用。

2. 小动作

除了食疗之外，我们每天只要花上一分钟的时间，就可以给自己做个全身排毒，方法是膝关节上的血海穴，踝关节上的三阴交，踝关节旁边的复溜、照海，足底的涌泉，下腹部的关元、气海、神阙等穴位，用

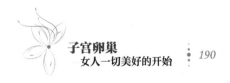

食指在这些穴位上点按，每天 2 ~ 3 次，每次 20 分钟，即可促进女性内分泌和生殖系统功能的改善，有益于卵巢的保养。

另外，还有一个特别有效的卵巢运动排毒法——猫式瑜伽。

（1）跪姿，双脚分开一段距离，膝盖弯曲 90 度，大腿面绷直，臀部收起，双臂伸直撑在肩膀正下方，手指指向身体前方，头部微微向前伸。

（2）慢慢将背部向上拱起，放低头部，臀部尽量收起。

（3）放低背部，臀部尽量向上抬起，肩膀向上提拉，头部向后仰起。

（4）放低肩膀，收紧臀部，保持背部伸直，头部微微前倾，保持腿部伸直。

这个简单的小动作可以按摩腹内器官，改善新陈代谢，从而促进卵巢内毒素的排除。所以我们只要坚持不懈，即使是一个很简单的小动作，也会有很大的收获。

❀ 母乳喂养对卵巢最好

乳房不仅是女性性征的重要标志之一，同时也是女性韵味的体现。在女性生产之后，乳房还有一个很重要的功能——哺乳。虽然现在社会发达，配方奶粉已经普及，很多女性由于各种原因，不能哺乳，完全用配方奶粉代替了母乳，但是，母乳喂养不但对孩子好，对母亲本身也有很多的好处，大多数女性不知道母乳喂养，对卵巢最好，并且哺乳的时间越长，对卵巢的好处越大。

乳腺的腺体结构和功能类似汗腺。乳腺自胚胎期开始发育成熟到老年期衰退，会依次经历胚胎期、幼儿期、青春期、妊娠期、哺乳期和老年期的变化，各时期的乳腺改变都是在内分泌的影响下完成的，即随着卵巢的周期变化而发生相应的变化。因此，乳腺一直都要依靠卵巢激素对其进行调节。卵巢分泌的雌激素是乳腺发育所需的基本激素，也是防止乳腺肿瘤发病的先决条件之一。

女性分娩后随着胎盘排出，体内的雌激素和孕激素水平下降，对乳腺分泌的抑制就解除了，这个时期女性就分泌乳汁来喂养孩子了。但是如果这个时候拒绝哺乳，就容易造成体内内分泌紊乱，进而会影响卵巢的生理功能。

已经生育却拒绝哺乳，或者哺乳时间短，或只用一侧乳房哺乳的女性，都有可能对乳腺产生一定的不良反应，进而影响到卵巢。因此，女性生育后正确哺乳，并保持乳腺的通畅，不仅仅对乳腺癌的发生有预防作用，而且也是顺应了人体需要。另外，母乳哺养超过 3 个月以上会降低乳腺癌的发病概率。世界范围内平均每 3 分钟就有一位妇女被诊断为乳腺癌。其中不生育或生育不哺乳的女性患乳腺癌的发病率明显高过已生育的哺乳妇女，而生育过并进行母乳喂养的女性，乳房腺体腺管因婴儿的吮吸能更进一步得到伸展，减少了乳腺癌的患病风险。

母乳喂养的小技巧

很多新妈妈初为人母，不仅经验不足，还容易情绪烦躁，在母乳喂养的起始阶段，出现各种各样的问题，但是只要我们掌握了这些小技巧，就可以轻松应对了。

（1）要保证宝宝在出生后半小时就开始吸吮乳头。乳汁的产生是由神经和激素调节控制的，宝宝的吸吮使乳头神经末梢受到刺激，通知大脑快速分泌催乳素，从而使乳汁大量泌出。

（2）喂养姿势坐着或者躺着都可以。坐着的时候，抱孩子要让孩子感觉很舒服，一只胳膊放在宝宝的脖子下有力的支撑，手部很自然贴在后背，另一只手抱起来放在宝宝小屁股位置；躺着的时候，要让宝宝侧身，头和身体成一条直线，宝宝吸的过程中鼻孔要露出来。

（3）妈妈每次喂宝宝要适量，不宜过多或过少，等宝宝吃饱后可将宝宝靠肩并竖直抱起，然后妈妈轻拍宝宝后背 5 分钟，这时可防止宝宝吐奶。

（4）每次喂奶要让孩子把两边乳房都吸干净，如果奶水很足，吃一边就能饱，那就可以将另一边用吸奶器吸出来，这样一来可以防止宝宝把乳房吃偏，而来吸出来的多余的奶可以用母乳存储袋放冰箱冷冻起来，半年之内都可以给宝宝温热了喂养。

下篇：女人·卵巢

第七章

35岁后，
养护慢慢走向下坡路的卵巢

　　卵巢的功能，跟女人的年龄密不可分。当女人步入35岁之后，卵巢开始走下坡路，会逐渐缩小，功能出现衰退和萎缩，而到了差不多40岁的时候，卵巢的分泌功能仅剩20岁时的1/4左右。到了45～50岁，女人会步入更年期，走向绝经期，此时，卵巢会缩小至原本体积的一半，而55岁以后，女人的卵巢功能基本衰竭，女人特有的特征就会越来越淡薄。所以卵巢的保养，也是一生的课题，我们也要明白卵巢分阶段保养的重要性。

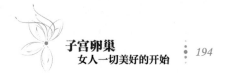

一、卵巢的抚养期（13～18岁）：助卵巢发育

青春期是卵巢发育的起步阶段，随着卵巢的发育，大概在 13 岁左右，女性不仅出现了鲜明的第二性征，也开始具有了女人特有的魅力，当到了 18 岁以后，卵巢发育基本成熟，所以青春期又是卵巢的抚养期，这个阶段是卵巢发育的最关键时期，在这个重要的时期我们该怎样保护我们的卵巢呢？

青春期开始的一个最重要的标志是月经来潮，青春期早期女性身体的各激素水平开始有规律性的波动，随之会有第一次的月经初潮，由于卵巢功能尚不健全，故初潮后月经周期多无一定规律，并且月经初潮是不排卵月经，要经过大概一年时间，才会有排卵。这之后，卵巢发育逐渐成熟，雌激素分泌增多，月经周期性来潮，身体迅速发育，变得成熟丰满，具有女性特质。

这个阶段细胞增生迅速，卵巢很容易受到体内各种因素的刺激，发生卵巢肿瘤，所以，这个时期卵巢保养是非常有必要的。在日常生活中

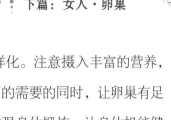

不仅要做到平衡饮食，尽量让食物品种多样化。注意摄入丰富的营养，尤其是含优质蛋白质的食物，满足身体发育的需要的同时，让卵巢有足够的营养来生长发育。这个阶段我们还要加强身体锻炼，让身体机能健康旺盛，给卵巢的发育提供一个有活力的环境。在经期，还要注意卫生，避免阴道感染；还要注意休息，不要太劳累；尽量保暖，不要让寒气侵袭我们的卵巢。

二、卵巢的保养期（18 ~ 45 岁）：让风韵驻足

女性过了 18 岁以后，身体发育逐渐成熟，卵巢功能也基本成熟，女性进入了婚育期，到 35 为止，这一阶段，成熟的卵巢可以让女性风韵驻足。

这一阶段是卵巢工作时间最长、最忙碌，也是最重要的时期。这个时期也是女性生殖功能与内分泌功能最旺盛的时期，能够规律性地分泌性激素、周期性排卵。此时的卵巢，昼夜不停地工作将近三十年，为我们的身体源源不断地分泌着雌激素和孕激素，这些激素共同作用，让女人的容光焕发，光彩照人，体态丰满，风姿迷人，彰显着女性成熟的魅

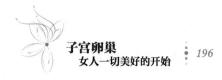

力。除妊娠和哺乳期外，婚育期中的卵巢一直在不断地工作，重复着排卵与分泌激素的周期性变化。但是现在我们在日常生活的环境中，环境及食物的污染还有不良的生活习惯正日渐伤害着我们的卵巢。如果这个时期保养不好，卵巢功能自然就会下降，质地变硬，活性开始降低，卵巢分泌水平开始下降，这就意味着，女人的衰老已经开始了。

在这个阶段，除了要有合理的饮食，还要养成一个良好的生活习惯，保证休息和睡眠，不要经常熬夜，要适量运动，还要学会调整自己的情绪，自我减压，保持乐观、积极、向上的情绪。平时我们要预防妇科疾病的发生，定期做好妇科检查，让各种妇科疾病早发现、早治疗，就能很好地保护卵巢功能，给怀孕生子创造良好的身体条件；并且要洁身自好，让自己远离性病；尤其注意不要在经期过性生活。女性朋友们只有这样才能保持卵巢的生殖和分泌功能的平衡，塑造女性成熟的韵味与气质，也唯有如此，才能延缓卵巢功能的早衰，焕发女性的青春活力。

三、卵巢的调养期（45～50岁）：重拾年轻

女性过了45岁以后，卵巢的功能开始退化，到50岁左右进入更年

期，这个时候，大部分女人已经感受到了卵巢衰老带来的外表变化以及对身体健康的影响，抗衰老已经是大多数女人面临的问题，因此，这一时期的卵巢，需要更多关照，不但能让我们顺利度过更年期，还能让我们重拾年轻。

女性在绝经前期，卵巢内的卵泡数量会明显减少，并且也会出现卵泡发育不全的现象，大多数女性在绝经前会出现月经周期不规律、潮热和出汗、情绪不稳定、不安、抑郁或烦躁、失眠和头痛等。中国女性的绝经期平均年龄为49.5岁，如果在40岁以前就绝经的，医学上称卵巢功能早衰。

绝经后期卵巢进一步萎缩，内分泌功能逐渐消退。女性要顺利度过更年期，调整好心态是首要的。体内雌激素减少会加速骨质的流失，机体功能也会逐渐衰竭，如果这时候坚持运动、锻炼身体，然后放松身心，给自己减轻压力，再加以均衡的饮食，都会缓解更年期症状。卵巢衰退最大影响就是缺乏雌激素，而补充雌激素的最佳途径之一就补充大豆异黄酮，它可以保护卵巢、维持女性健康。因此，更年期女性要常常食用豆制品。

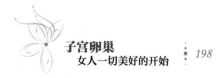

四、卵巢的补养期（50 岁以后）：延缓更年期

随着人类寿命的延长，很多人一生有差不多三分之一的时间是生活在老年期的，所以漫长的老年期生活中，身体各项机能都开始减弱，女性需要注意的事情会更多，所以做好晚年时候的卵巢保养，也会让我们的晚年生活少一些痛苦，多一些轻松。这一时期，卵巢的衰退、萎缩、变小、变硬，会引起内分泌的一系列变化，紧接着就是女性的外表变化：皮肤松弛、皱纹增多、身材不再挺拔等。还有身休的变化也会逐渐显现：记忆力减退、行动迟缓等等。这些都是我们在老年期不得不面对的问题。当女性的卵巢功能完全衰竭的时候，雌激素水平会更低，这样就不足以维持女性外在的性别特征，生殖器官也会进一步萎缩老化。在老年期，我们在保养卵巢时要注意适当补充雌激素，可以通过吃雌激素含量高的食物以及大豆异黄酮来补充的。适当地补充雌激素不仅可以减缓老年女性衰老的步伐，还能够调节女性由于生理功能减退而导致的身体上的不适。

下篇：女人·卵巢

—————— 第八章 ——————

戒掉不良习惯，
让你年轻10岁

　　卵巢是女性保持青春的源泉，这一理念已经被越来越多的人所认可，现在许多女性也开始逐渐关注这一问题，在不少美容机构中，"卵巢保养"也是被大力宣传的项目。那么这些外敷、理疗、按摩的方法，是否能够保护我们的卵巢呢？其实只要我们改掉生活中的一些不良习惯，尽可能少伤害卵巢，就比费尽心思的保养作用大得多。

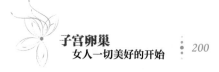

一、长期熬夜

现代社会，女性人权得到解放的同时，也承担了更多的压力，许多人已经习惯了很晚睡觉，甚至有些人通宵加班、应酬。岂不知这样对我们的卵巢伤害是非常大的。

女性长期熬夜直接暗耗女性经血，损伤肾气，影响卵巢功能。人体所需的各种激素在夜间分泌最为旺盛，经常熬夜会增加性腺轴紊乱失调的风险，许多熬夜的女性容易出现雌激素水平下降的表现。在短期内，这种影响是可逆的，也不会引起太严重的后果。但如果常年如此，就可能带来不可逆的损伤，例如会造成卵巢功能衰退而出现持续性闭经、子宫萎缩、骨质疏松等。

还有一些人，过着昼夜颠倒的生活，觉得只要自己休息时间够了就行，但从中医角度来说，人体的生物节律应该与自然界的季节、日夜交替相对应，也就是所谓的"天人相应"。昼伏夜出、日夜颠倒这样的作息，在中医里就属于"暗耗精血"的行为，长此以往就可能带来肾精亏损，而引起女性生殖系统的早衰。

二、过量饮用富含咖啡因的饮料

女性饮用过多的咖啡，不但会影响卵巢分泌雌激素，引起失眠、心跳加速等一系列症状，咖啡中的刺激物质咖啡因还会妨碍卵子从卵巢顺利运行到子宫的过程。咖啡因会导抑制输卵管正常收缩，因而影响卵子顺利进入子宫。新研究发现，在卵子从卵巢移向子宫的过程中，输卵管收缩所发挥的作用比输卵管内壁纤毛作用更大。

因此，建议婚后未育的年轻女性，最好不要常喝咖啡，特别是不要大量喝咖啡，非要饮用的话每日不宜超过 200 毫升。

三、吃伤身的减肥药

现在这个时代，流行以瘦为美，所以导致大部分女性为了追求美丽，常年把减肥挂在嘴边，把减肥作为头等大事，热衷尝试各种减肥方法，甚至有些女性朋友为了快速地达到目的，不惜花费大量金钱购买各

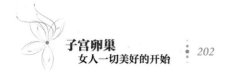
种减肥药。但是减肥这件事，欲速则不达，不恰当的减肥，尤其是服用减肥药，虽然可能短时间效果明显，但很多时候是以牺牲自己的健康为代价的。

目前市面上的减肥药，没有一种是对身体完全无害的，因为减肥药主要是通过抑制食欲、增加排泄来达到减肥的效果，因此长期服用减肥药品，会给女性的健康带来很大的伤害，吃过多的减肥药会严重扰乱女性的内分泌平衡，参与分泌的相关器官功能失调导致各种激素的分泌及相互调节异常，最终引起排卵的异常，严重的导致卵巢早衰。所以吃过多的减肥药，如果使卵巢早衰发展到闭经阶段，不仅会破坏机体的自然平衡，使脂质代谢紊乱，更甚者还有可能造成不孕。因此想要减肥的女性必须明白减肥药给我们身体带来的危害，使用更加科学健康的减肥方式。

四、久坐不动伤卵巢

目前我们很多女性朋友由于工作性质的原因，几乎一整天都是坐着工作，这种情况尤其以办公室女性为多，但是我们不知道的是，经常坐着会造成"卵巢缺氧"，而导致卵巢早衰。

首先，经常坐着不动，会让卵巢缺氧，而缺少锻炼又容易使病菌侵袭，让妇科炎症增多，并且也容易引起营养不均衡和肥胖，经常坐着还会导致经血逆流入卵巢，引起下腹痛等问题。

其次，一直坐着还会导致瘀血不能很顺畅地流出，反而有可能逆流，如果瘀血长期在卵巢时间堆积，血块就会变成肿块，进而引起巧克力囊肿。长期处于坐的状态，同时又缺乏锻炼，还会导致气血循环障碍，痛经加重。气滞血瘀导致淋巴或血行性的栓塞，使输卵管不通。

所以建议女性朋友们在工作的间隙，能够适当活动一下，或者上下楼梯时不乘坐电梯，走楼梯。如果女性朋友们每周能抽出些时间来参加体育锻炼就更好了，尤其是去户外锻炼的，还可以让全身上下呼吸呼吸新鲜养气，对身心健康都是很有益处的。

五、过度肥胖

肥胖不仅让人在审美视觉上觉得难看，更多的是对身体也有伤害，尤其女性，甚至还有不孕不育的风险。这是女性因为胖而罹患了"多囊卵巢综合征"。有这种病的女孩子，除了胖还会经常长痘痘，身体上的毛发也比别的女孩儿要重。如果这些情况你都有，而且月经也不正常，那么就算现在还不需要马上怀孕，但你必须要减肥了。

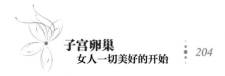

　　"多囊卵巢综合征"是排在输卵管阻塞性不孕后第二常见的不孕症原因，在女性中约占30%。一般发生于20至35岁生育期的女性，通常会出现月经稀发甚至闭经、不孕、肥胖，如果眉毛浓密，嘴唇、两臂、腹中线、外阴部、肛门周围及下肢毛多的女孩子要当心，如果连乳晕周围也有毛发生长，就更要引起重视，这些都是内分泌严重失调的表现。

　　但这并不意味所有的胖女孩都面临不孕危险。除了肥胖，还存在月经不调，比如经常几个月不来，或者索性闭经半年等。但要确诊"多囊卵巢综合征"是需要做化验检查的，根据两个重要的激素的指标变化——促卵泡生成素和促黄体生成素，可以帮助医生明确诊断，再通过药物来调节激素的失调。

　　很多被确诊为"多囊卵巢综合征"的女孩子，因为担心会不孕所以开始认真减肥，随着减肥效果的显现，内分泌指标逐渐正常，以前失调的月经也恢复了，甚至无需通过药物调整，就已经把这个"病帽"摘了。可见，对这种内分泌紊乱引起的疾病甚至不孕，减肥或者生活方式的调整有时候比药物治疗还有效。

图书在版编目（CIP）数据

子宫卵巢，女人一切美好的开始 ／ 姜秀新主编 ．
－－ 南昌：江西科学技术出版社，2015.6
ISBN 978-7-5390-5318-9

Ⅰ．①子… Ⅱ．①姜… Ⅲ．①子宫－保健－基本知识
②卵巢－保健－基本知识 Ⅳ．① R711.7

中国版本图书馆 CIP 数据核字 (2015) 第 126357 号

国际互联网（Internet）地址：http：//www.jxkjcbs.com
选题序号 ZK2015086　图书代码 D15037-101

丛书主编／黄利　监制／万夏
项目策划／设计制作／紫圖圖書 ZITO®
责任编辑／刘丽婷
特约编辑／宣佳丽　路思维

子宫卵巢，女人一切美好的开始

姜秀新／主编

出版发行　江西科学技术出版社
社　　址　南昌市蓼洲街 2 号附 1 号　邮编 330009
　　　　　　电话：(0791) 86623491　86639342（传真）
印　　刷　北京市昌平开拓印刷厂
经　　销　各地新华书店
开　　本　720 毫米 ×1000 毫米　1/16
印　　张　13
字　　数　110 千
版　　次　2015 年 7 月第 1 版　2015 年 7 月第 1 次印刷
书　　号　ISBN 978-7-5390-5318-9
定　　价　39.90 元

赣版权登字 -03-2015-75　版权所有　侵权必究
（赣科版图书凡属印装错误，可向承印厂调换）

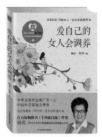

出版社：江西科学技术出版社
定价：39.9 元　开本：16 开
出版日期：2015-5

《爱自己的女人会调养》

百万级畅销书《手到病自除》作者

中华反射疗法推广第一人、中国科学家协会理事最受北京《养生堂》等中国各大卫视养生节目欢迎的健康老人

杨奕奶奶 写给女性一生的体质保养书　2015 专为女性健康量身打造的暖心之作

　　这是中国万千读者心中的"邻家老奶奶"，自然反射法专家杨奕老师为中国女性奉献的一部体质养护宝典。在杨奕奶奶 75 岁高龄之际写就的这部心血之作中，她将自己一生中所积累的、经过无数人亲身验证有效的养生经验分享于世，专门针对女性一生最焦虑最关心的问题，如痛经、月经不调、乳腺增生、宫寒、孕产期、更年期等问题给出了手到病除的解决方法。

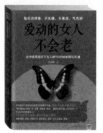

出版社：光明日报出版社
定价：39.9 元　开本：16 开
出版日期：2014-8

《爱动的女人不会老》

女人都怕老，女人都有点懒，

每天 10 分钟简易小动作，不费力就可以"年轻气色好"！

　　女性衰老的根源多是血液循环不畅，运动可以让女人变温暖。多种活血小运动，随时随地让身体"热"起来，提高新陈代谢力，年轻、气色好、抗衰老！9 大体质快速自测 + 零压力小动作 + 让女人不生病、不焦虑、气色好！气虚、血虚、阴虚、阳虚、阴寒、雀斑、血瘀、痛经、乳胀、便秘、痔疮、阴道炎、子宫内膜炎、早衰、记忆力减退、手足冰冷、低血压、焦虑、疑心、更年期……你需要每天 10 分钟动一动！

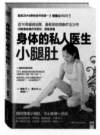

出版社：江西科学技术出版社
定价：32 元　开本：16 开
出版日期：2014-10

《身体的私人医生小腿肚》

近 10 年最具创意、最有效的简单疗法力作

比脚底按摩疗效更好、更易掌握

日本 2014 年排行榜冠军，畅销 100 多万册

　　小腿肚能反映你身体的健康程度！人体的 70% 的血液由小腿肚负责泵回心脏，它是人体的"第二颗心脏"，可将双腿的血液往上送，没有健康的小腿肚，人就无法维持正常的血液循环，它是当之无愧的维持生命的"无名英雄"！随时随地揉揉小腿肚，体温上升，代谢加快，免疫力提高，百万人亲身实践，按摩后健康状况迅速改善，舒适感让你根本停不下来！

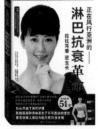

出版社：江西科学技术出版社
定价：39.9 元　开本：大 16 开
出版日期：2014-9

《淋巴抗衰革命》

拉拉耳垂，就能让面部和身体焕然新生

54 岁日本逆龄女神亲自教你重返 20 岁！

　　正在风行亚洲的"佐藤式淋巴护理"开创了一种全新的抗衰老、美颜换肤、减肥瘦身的方法。这种方法不分年龄大小，也不受时间、地点与器材的限制，利用很短的时间，仅通过轻轻抚摸，就可以拥有青春容貌与健康身体。全彩图示 3 套基础护理，13 套针对面部和脖子、肩膀和胸部、下半身的专业护理，24 小时随时随地可以进行的小型抗衰护理，以及独家策划的淋巴护理要点与友泉美容术，让你轻松体验淋巴抗衰的神奇功效！